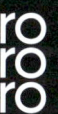

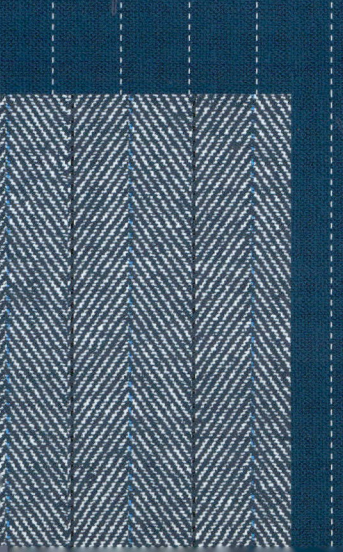

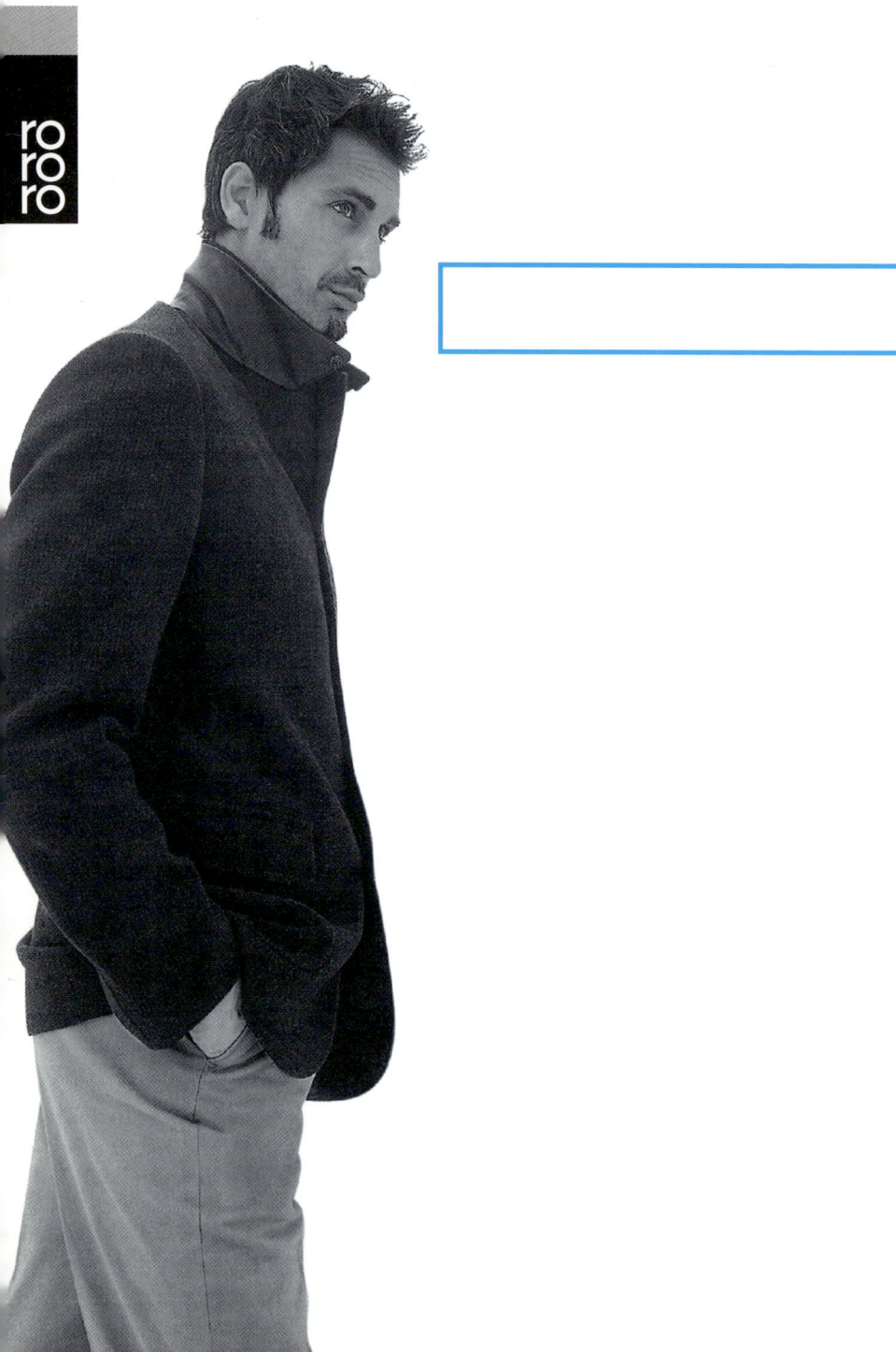

Men's Health

Bernhard Roetzel

Der Style-Guide

Moderatgeber für Männer

- Profitipps rund ums Outfit
- Die besten Looks
- Die richtigen Shopping-Strategien

Rowohlt Taschenbuch Verlag

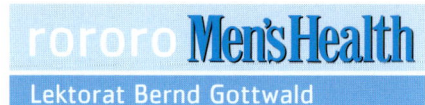

Lektorat Bernd Gottwald

2. Auflage Mai 2002

Originalausgabe |

Veröffentlicht im Rowohlt Taschenbuch Verlag

GmbH, Reinbek bei Hamburg, Februar 2002 |

Copyright © 2002 by Rowohlt Taschenbuch Verlag

GmbH, Reinbek bei Hamburg |

Umschlaggestaltung Thomas Lemmler |

(Foto: Belvest) |

Layout Christine Lohmann

Illustrationen Gerda Raichle

Satz Photina und Akzidenz Grotesk |

Gesamtherstellung Clausen & Bosse, Leck |

Printed in Germany |

ISBN 3 499 61323 9 |

Woolrich (Luca Maria Castelli) S. 5, 14, 16,
35, 98, 194, 197, 203
(Elia Festa-Patrick Nicholas) S. 45
Belvest S. 2, 6, 18, 47, 49/50, 93, 99
d'Avenza S. 10, 46, 60-62, 134, 173/174, 204/205
Hilton S. 32, 54, 57, 82, 180
Hemley S. 9, 129/130, 147, 205
Emanuel Berg S. 8, 11, 101/102, 127
Kiton S. 73
Santoni (Stefano Babie) S.157
(Lucio Celsi) S. 5, 148/149, 150, 162, 166,
167, 169/170
Stijin Helsen (Paul Crues) S. 65

ICH GLAUBE, DASS DIE KLEIDUNG
EINES MANNES SEINE *Persönlichkeit*
ERGÄNZEN SOLLTE, NICHT ERSETZEN.

(Jesse Jackson)

INHALT

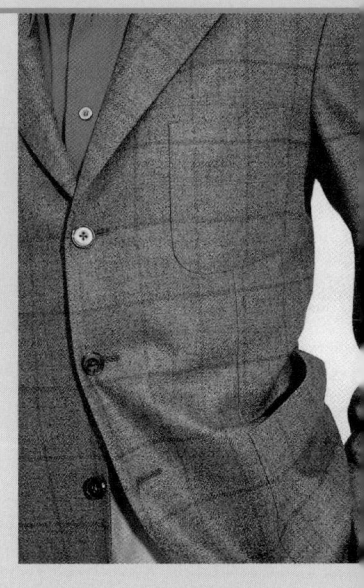

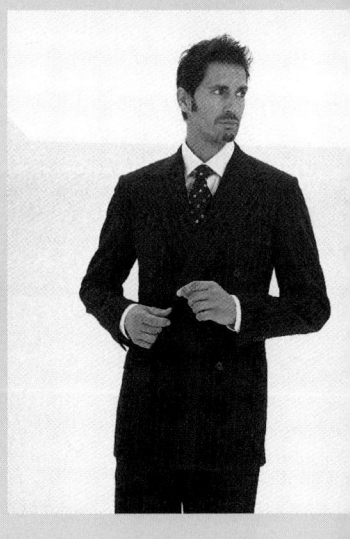

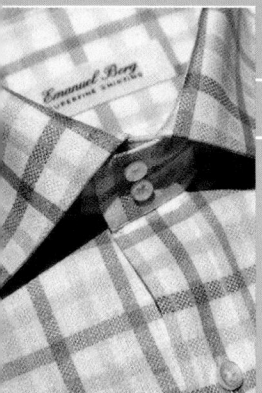

3. KAPITEL

Das Hemd 100

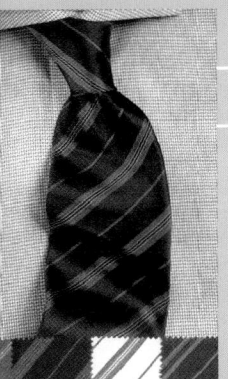

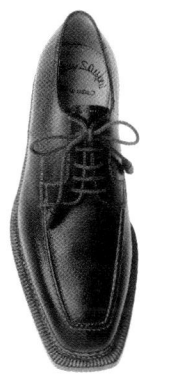

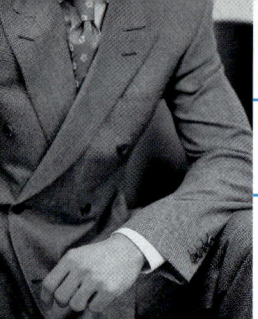

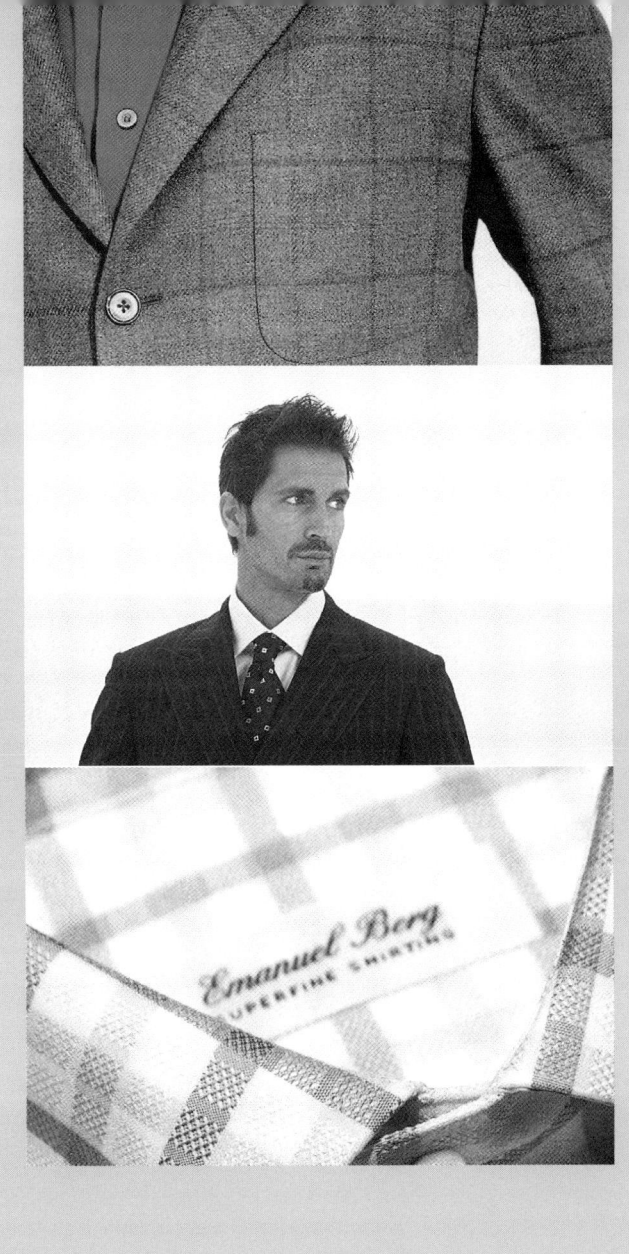

EINLEITUNG

Ob es einem nun gefällt oder nicht: Mann kann heute anziehen, was er will. Natürlich gibt es immer noch bestimmte Anlässe, bei denen Anzug und Krawatte angesagt sind. Wenn jemand trotzdem ohne Binder aufläuft, hat das aber kaum Konsequenzen. Schlimmstenfalls denkt die Umwelt, dass sich der Krawattenmuffel nicht für Kleidung interessiert.

Vor hundert Jahren sah das noch ganz anders aus. Da gab es für jede Tageszeit und alle Anlässe genaue Vorschriften für das richtige Outfit. Jedenfalls für die Leute, die sich eine große Garderobe leisten konnten. Beim Durchschnitt ging es dagegen immer schon ein bisschen lockerer zu. Schon allein deswegen, weil bei körperlicher Arbeit feine Klamotten nur stören.

So schön die Freiheit in Sachen Mode auch ist, sie hat einen großen Nachteil. Wenn die Klamotten nach Lust, Laune und Bequemlichkeit ausgewählt werden, bleibt das stilvolle Outfit oft auf der Strecke. Insofern hatten die strengen Regeln schon was für sich. Anzug mit Weste, Hut und Spazierstock waren vielleicht nicht so lässig wie T-Shirt, Bermudas und Sneakers. Elegant war diese Kombi aber allemal.

Die Uhr zurückdrehen zur guten alten Zeit? Bitte nicht. Denn die Moden und Dresscodes der Vergangenheit hatten ihre Tücken. Vom steifen Vatermörderkragen bis zum Verbot, im Büro bei Sommerhitze die Jacke abzulegen. Es geht heute nur darum, das Niveau ein bisschen anzuheben. Das heißt nicht, dass Sie ständig in Anzug und Krawatte rumrennen sollen. Ist gar nicht nötig. Genauso wenig, wie zum Mode-Junkie zu mutieren. Sie sollen sich einfach nur von Ihrer besten Seite zeigen. Auch im Freizeit-Dress.

Shorts und Flipflops sind im Urlaub okay, im Sterne-Restaurant aber voll daneben. Wann welches Outfit angesagt ist und welche Looks und Farben am besten zusammen funktionieren, das muss und kann jeder wissen. Schwer zu lernen ist es jedenfalls nicht. Wenn Sie es am Ende doch anders machen, ist das Ihre Entscheidung. Die Sie bewusst treffen, nicht einfach nur nach dem Zufallsprinzip.

Was «Mann» heute trägt

Gucken Sie auch so gern in die perfekt gestylten Schaufenster der Nobel-Ausstatter? Kleidung, Schuhe und Accessoires perfekt und appetitlich angerichtet. Fragt sich nur, wer diese Klamotten eigentlich anzieht. Klar, Anzugträger laufen ohne Ende durch die Straßen. Aber leben sie diese Art von Stil auch rund um die Uhr? So richtig mit Frühstück im seidenen Morgenmantel, dreiteiligem Anzug, handgemachten Schuhen, Hemd, Krawatte, Mantel und Schirm? Und abends im Smoking zum Essen im Restaurant?

Tatsache ist: 99 Prozent der Männer tun es nicht. Sie tragen den lieben langen Tag einen bequemen Mix aus Sport- und Freizeitklamotten, der je nach Alter, Geschmack, Geldbeutel und Jahreszeit variiert wird. Im Prinzip sind es aber immer Hemd, T-Shirt und Pullover, dazu eine Baumwollhose, Lederschuhe oder Sneakers. Im Winter kommt noch was zum Schutz gegen Kälte und Regen dazu, egal ob nun Trench, Jacke oder Anorak. Hemd, Krawatte, Sakko, Stoffhose, Lederschuhe, Mantel – vielleicht sogar noch Hut – tragen nicht mal die Leute konsequent die ganze Woche über, die so was zuhauf im Schrank haben. Früher oder später erwischen Sie nämlich auch den größten Dandy in Poloshirt, Jeans und Tod's.

Aber so schön und bequem Casualwear auch sein mag, es gibt eben auch noch etwas anderes: Sakkos, Anzüge, Krawatten, schöne Schuhe, Mäntel. Also die klassische Garderobe. Früher bediente sich der Mann aus ihr, weil es nichts anderes gab. Oder weil er musste. Solche Zwänge gibt es zwar heute auch noch, in den meisten Büros geht es aber locker zu. Dass die Läden trotzdem voll sind mit Business-

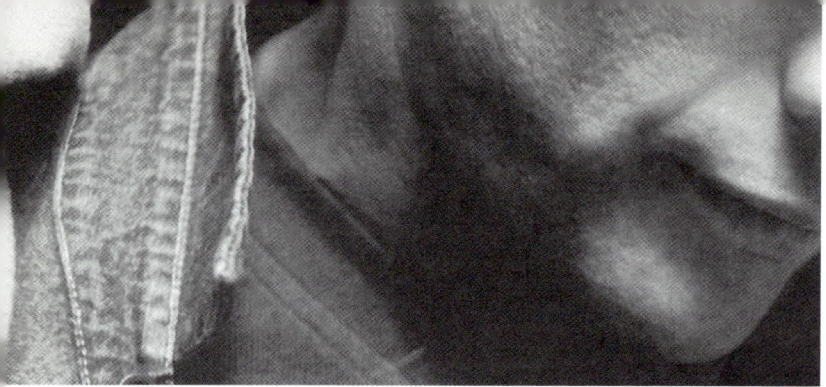

Outfits, handgenähten Schuhen und sogar Abendgarderobe, kann nur eins bedeuten: Die Leute tragen das freiwillig. Weil sie merken, dass Eleganz Spaß macht. Aber nicht, wenn die Krawatte aus Zwang umgebunden wird, sondern aus purer Lust aufs edle Material.

GRUNDREGELN FÜRS GUTE OUTFIT

Nie war das Angebot an Kleidung größer. Umso schwerer fällt es vielen Männern, sich durch den Dschungel aus tausend verschiedenen Stilrichtungen, Qualitäten und Preislagen zu kämpfen. Viele resignieren und bleiben beim Altbewährten, andere probieren wild herum und wechseln ihren Stil mit jedem neuen Trend. Das ist aber gar nicht nötig. Denn gutes Aussehen hat nur wenig mit Mode zu tun. Viel wichtiger ist es, die Outfits richtig zusammenzustellen. Richtig für den Anlass und richtig für den eigenen Typ. Unsere Grundregeln sagen, wie es geht:

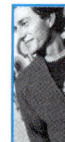

1. Alles zu seiner Zeit

Cowboyboots und Jeans beim Vorstellungsgespräch in der Bank? Das ist genauso daneben wie Smoking und Lackschuhe bei der Strandparty. Das Outfit muss zum Anlass passen, sonst ist die ganze Mühe für die Katz.

2. Es muss zum Typ passen

Der Papst im Raver-Look käme uns genauso ulkig vor wie der Bundespräsident im Jogginganzug. Das Styling muss zu dem passen, wie wir als Typ rüberkommen.

3. Es muss zum Körper passen

Ein enges Muskelshirt sieht am trainierten Oberkörper besser aus als auf der Hühnerbrust. Hänflinge sollten es also besser im Schrank lassen. Denn es gilt: Immer nur das anziehen, was Mängel neutralisiert und Vorzüge unterstreicht (das ist auch das Schönheitsgeheimnis vieler Mädels).

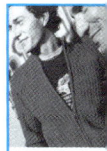

4. Die Größe muss stimmen

Es klingt banal, doch viele Outfits sind zu groß oder zu klein und sehen deshalb automatisch daneben aus. Genauso wichtig wie die korrekte Größe ist die Passform im Detail: Ärmel- und Hosenlängen, Kragen- und Bundweite.

5. Die Proportionen müssen stimmen

Kleine, schlanke Männer wirken mit körperbetonten Outfits drahtig. Ein Anzug im Oversized-Look lässt sie dagegen einfach nur abgebrochen erscheinen.

6. Es muss ein Hingucker drin sein

Gemeint sind nicht gewollt witzige Accessoires wie Micky-Maus-Socken. Die wirken bei Erwachsenen einfach nur peinlich. Sondern gewollte Stilbrüche, modische Überraschungen. Wie die braune Kaschmirkrawatte zum blauen Nadelstreifen oder ein Denimhemd zum Marineblazer.

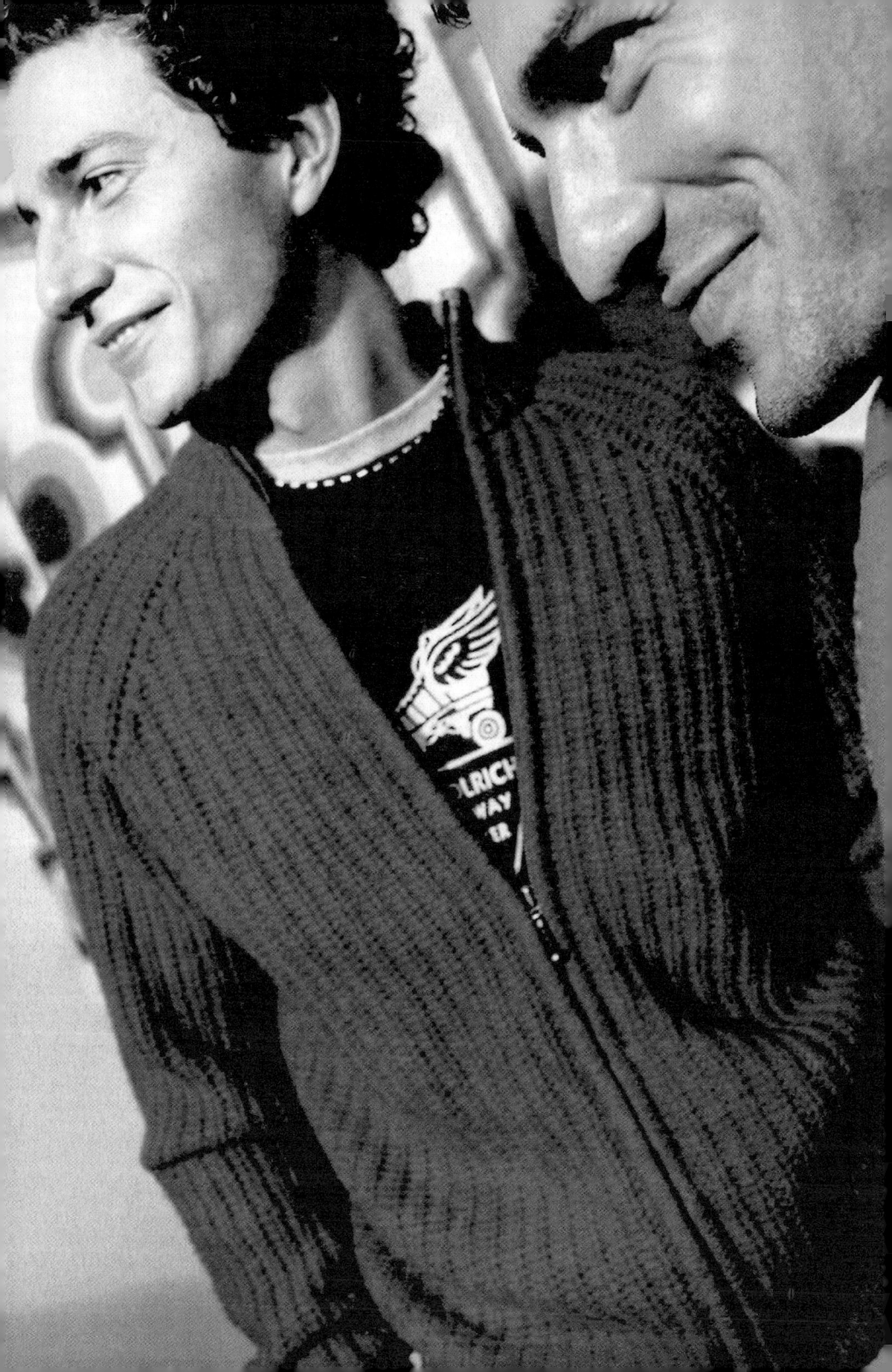

7. Stilwelten erkennen und richtig kombinieren

Wenn ein Outfit nicht hinhaut, obwohl eigentlich alles passt, liegt es oft an kollidierenden Stilwelten. Man kann Klassik und Design, Streetwear und Tracht zwar mixen, das erfordert aber Fingerspitzengefühl. Und zuallererst ein gutes Auge, um die Heimat der einzelnen Teile zu erkennen.

8. Casual heißt lässig, nicht nachlässig

Viele Männer kriegen mit der Zeit einen ganz passablen Business-Look hin. Dunkler Anzug, Hemd, Krawatte, schwarze Schuhe. Das richtige Outfit für die Freizeit fällt dagegen vielen schwer. Was ist noch lässig, was schon nachlässig? Das große Vorbild sind die Italiener. Ihr Auftritt ist stilvoll und locker zugleich.

9. Gutes Styling kostet Zeit und Geld

Ein Händchen für Kleidung hat man oder hat man nicht. Unsinn! Stil können Sie lernen. Aber das kostet Zeit und Geld. Eigentlich logisch, denn zum Weinkenner sind Sie auch nicht von heute auf morgen geworden.

10. Auf Frisur und Schuhe achten

Pierce Brosnan wäre mit Frisur und Oberlippenbart à la Rudi Völler kein überzeugender James Bond. Genauso wenig, wenn er zum Brioni-Anzug Cowboystiefel tragen würde. Merke: Das Styling ist erst dann perfekt, wenn von Kopf bis Fuß alles stimmt.

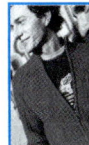

1. KAPITEL

DIE *Basics* FÜR

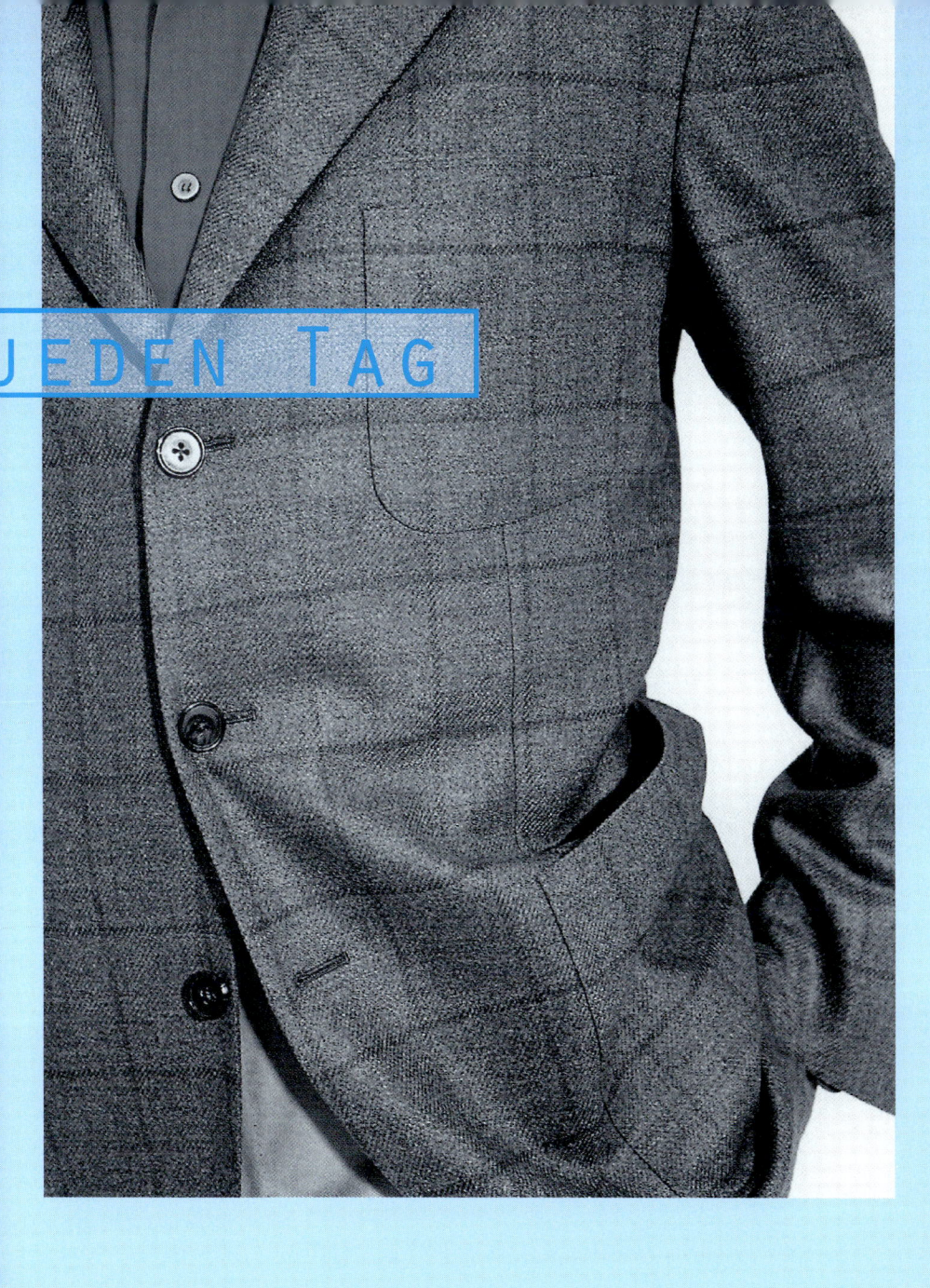

JEDEN TAG

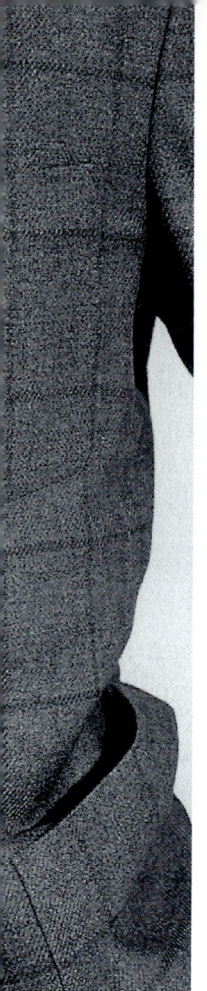

DIE MINIMALAUSSTATTUNG

Basics sind die Grundzutaten der Garderobe. Ohne sie geht gar nichts, mit ihnen fast alles. Das Problem ist bei den meisten Männern nur: Sie haben zwar einen Riesenhaufen Basics im Schrank, die Teile passen aber nicht zusammen. Deshalb beim Kaufen vor allem an das denken, was schon da ist. Und nicht nur an das, was fehlt. Diese Strategie verhindert Fehlkäufe von wunderschönen Einzelteilen, die einfach keinen Partner finden.

Die Cleveren haben zu Hause nur einen kleinen Fundus hängen, dafür sind die wenigen Teile untereinander völlig kompatibel. Das kriegen Sie auch hin, wenn Sie vor dem Gang ins Geschäft kurz im Schrank Inventur machen. Dann sehen Sie, was da ist und was Sie noch brauchen. Und wissen bei jedem Klamottenkandidaten sofort, ob er wenigstens mit zwei anderen Basics zu einem stimmigen Outfit kombiniert werden kann.

Zu den Basics zählen natürlich auch Unterwäsche, Strümpfe, Jacken und Mäntel. Weil wir sie jeden Tag tragen und sie teilweise sogar in das Business-Outfit integriert werden können. Ob sich die Boxershorts unter Jeans oder einer Anzughose verbergen, ist schließlich egal. Und zur Chino sehen im Prinzip die gleichen Strümpfe gut aus wie zur Flanellhose.

T-Shirts

Für die einen nur ein Unterhemd, für die anderen Kult – das T-Shirt. Der Klassiker ist das weiße mit Kurzarm und Rundausschnitt von Hanes. In den Eighties ließ der Yuppie es gern unter dem Businesshemd herausschauen, dieser Look hat sich allerdings überlebt.

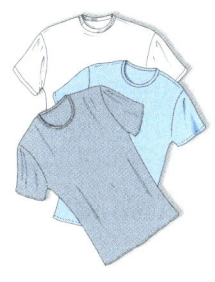

Das T-Shirt ist sehr vielseitig, am besten passt es aber zu Jeans, Chinos oder Shorts. Da das T-Shirt ursprünglich nur zum Druntertragen gedacht war, taugt es in der klassischen Garderobe nicht als Partner für den Anzug. Zu modisch geschnittenen Anzügen oder Designerteilen kann es aber getrost angezogen werden. Allerdings passt dann die etwas edlere Version besser als das Billigshirt aus dem Dreierpack.

Wer nicht dauernd neue T-Shirts kaufen will, deckt sich vor allem mit zeitlosen Grundfarben ein wie Dunkelblau, Schwarz oder natürlich Weiß. Am besten wirken T-Shirts an einem trainierten Körper, ein dünner Hals und knochige Schultern sehen in dem kragenlosen Hemd dagegen ausgesprochen spillerig aus. Das beste Material für T-Shirts ist 100-prozentige Baumwolle, weil die sich auf der Haut am angenehmsten trägt.

Polos

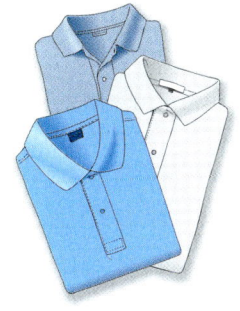

Manche Männer fühlen sich mit einem T-Shirt nicht richtig angezogen, für sie ist das Poloshirt der Freizeit-Favorit. Es wurde ursprünglich tatsächlich beim Polo getragen, dann haben es die Tennisspieler übernommen. Durch seinen Kragen sieht das Poloshirt auch unter Pullover oder Sakko gut aus, denn der sorgt gleichzeitig dafür, dass es fast so korrekt wie ein richtiges Hemd rüberkommt.

Als Erfinder des Poloshirts gilt Lacoste, doch es ist auch bei vielen anderen Herstellern im Programm. Für welche Marke Sie sich entscheiden, ist Geschmackssache und eine Frage des Geldbeutels. Lacoste-Fans schwören allerdings auf die Qualität des Klassikers mit dem Krokodil. Original wie Nachahmung werden aus Baumwollpikee gemacht, das Gewebe mit der typischen Waffelstruktur ist besonders saugfähig und knitterresistent.

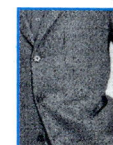

Da das Polohemd viel mit Tennis zu tun hat, tragen es Puristen am liebsten in Weiß. Dunkelblau, Weinrot, Flaschengrün und Schwarz sind aber auch okay. Genauso wie Brauntöne, Hellblau und Rosa. Wenn überhaupt vorhanden, sind feine Querstreifen das typische Dessin für Polohemden, Karos und Längsstreifen kommen dagegen selten vor. Wenn die Querstreifen ganz breit ausfallen, erinnern sie an die authentischen Trikots der Ballspieler zu Pferde.

Ein enger Verwandter des Polos ist das Rugbyhemd. Das verrät schon der Kragen, der bei beiden die gleiche Form hat. Trotzdem gibt es Unterschiede. Das Rugbyhemd hat lange Ärmel und es ist insgesamt länger geschnitten. Der Stoff ist dicker (Baumwolltwill statt Pikee) und der Kragen weiß abgesetzt. Da die Rugby-Fans auch von ganz hinten auf der Tribüne sehen wollen, wer zu welchem Team gehört, ist das Shirt traditionell sehr breit gestreift. Im Sommer passt es zu Jeans, Chinos und Shorts, im Herbst und Winter auch zu Cordhosen.

Hemden

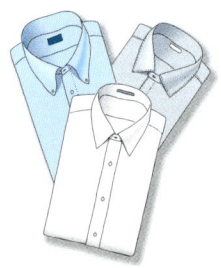

Wer sparen will, trägt in der Freizeit einfach seine Businesshemden. Das ist auch völlig in Ordnung, denn ein weißes Hemd mit blauen Streifen kommt zu Jeans genauso gut wie zu dunklem Zwirn. Umgekehrt geht das leider nicht, denn ausgesprochene Casualhemden beißen sich mit der Bürokluft. Das liegt einmal an den Farben, die fürs Büro einfach zu auffallend sein könnten. Zum anderen am Schnitt, die Freizeithemden sind meistens viel zu weit bemessen, um sie unterm Sakko zu tragen. Für den Sommer gibt es die Kurzarmversion, sie wird am besten über dem Hosenbund getragen. Das sieht locker aus und sorgt bei Wärme für Erfrischung, da die Luft an Bauch und Rücken kühlt. Mit Krawatte im Büro tragen Sie Kurzarmhemden bitte nicht. Es sei denn, Sie wollen sich als Spießer outen.

Das Casualhemd schlechthin ist das Buttondown. Es heißt so, weil die Kragenspitzen an der Hemdbrust festgeknöpft werden können. Am berühmtesten ist das Buttondown vom New Yorker Ausstatter Brooks Brothers, er hat es angeblich auch als Erster fabriziert. Der Clou beim Buttondown ist der weiche Kragen, der sich elegant zu den kleinen Knöpfen hin rollt. Sie können, müssen aber nicht, die Kragenspitzen festknöpfen. Der Italo-Schick gebietet es, den Spitzen ihre Freiheit zu lassen.

Beim Buttondown und den anderen Freizeithemden wechseln Farben und Muster mit jeder Saison, wer sich nicht jedes Jahr zweimal neu einkleiden will, setzt auf Hellblau, Rosa, Weiß, Karos und Streifen. Das beste Material für Casualhemden ist reine Baumwolle, im Winter als flauschiger Flanell oder schwerer Twill, im Sommer in luftigen Webarten.

Sweats und Fleece

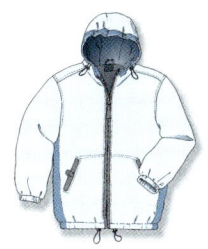

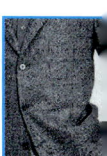

Sweatshirts gelten wie die weiße Frotteesocke als Synonym für schlunzigen Kleidungsstil. Das Billigteil in Mausgrau vom Grabbeltisch im Supermarkt macht wirklich nichts her, Sweatshirts von guten Sportswear-Marken sind dagegen Statussymbole. Sie sind eine echte Alternative zum Strickpulli, allerdings eine ganze Ecke legerer. Zur Cord- oder Flanellhose wäre ein dunkelblaues Sweatshirt deshalb nicht die beste Wahl, zu Chinos und hellblauem Buttondown wäre es dagegen perfekt.

Noch sportlicher ist das Kapuzenshirt. Sie bekommen es im Pulloverschnitt oder als Jacke mit Reißverschluss. Ralph Lauren hat in den Achtzigern bewiesen, dass ein Kapuzenshirt ruhig mal statt des Baumwollpullis unter einer Tweedjacke getragen werden kann (wenn es nicht zu dick ist). Wegen seiner US-Herkunft sieht das Kapuzen-Sweat zu amerikanischer Sportswear am stimmigsten aus. Aus dieser Stilwelt stammen auch die Farben, neben Blau sind melierte Grautöne typisch.

Am Anfang wurde noch die Nase gerümpft: Fleece, das ist doch nur was für Outdoor-Freaks oder Snowboardfahrer. Weiterer Minuspunkt: Fleece ist Synthetik. Mittlerweile haben die Fleeceklamotten das Negativ-Image abgelegt, denn ihre Vorteile überzeugen: Fleece ist unempfindlich, warm, leicht, winddicht, und Sie können es viel problemloser waschen als Strickwaren aus Wolle. Das wissen nicht nur Leute zu schätzen, die viel draußen sind. Aber Vorsicht: Für den smarten Freizeitlook ist Fleece noch nicht voll akzeptiert.

Pullover

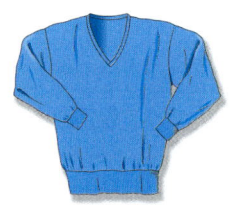

Strick heißt vor allem Pullover: mit Rund- oder V-Ausschnitt, Roll- oder Polokragen, aus Wolle, Baumwolle, Kaschmir. Strickjacken und ärmellose Pullover, auch Pullunder genannt, waren lange Zeit total out. So was trugen nur Opas und bebrillte Streber. In den Neunzigern kam dann das große Revival dieser Strickweste zum Überziehen, im gleichen Fahrwasser schipperten auch die Strickjacke mit Reißverschluss und der Troyer zurück in die Mode.

Strickwaren gibt es in einer riesigen Palette von Farbtönen, uni und gemustert in zahllosen Webarten. Dunkelblau, Grau, Weinrot, Grün und Gelb sind klassische Farben. Aber Vorsicht: Klassisch kann auch bieder heißen. Wer nicht wie ein Musterschüler aussehen will, sollte es vielleicht mit etwas originelleren Tönen versuchen: Orange, Hellblau oder Mint.

Baumwollpullover sind Sommerklassiker, aber leider oft ein bisschen schwer fürs warme Wetter. Das gleicht sich zum Teil dadurch aus, dass Baumwolle sich auf der Haut nie so warm anfühlt wie Wolle. Deshalb ziehen viele diese Pflanzenfaser vor, wenn sie an einem kühlen Sommerabend einen Pullover über das Poloshirt ziehen müssen. Typische Farben für Baumwollpullover sind Marine, Pink, Natur und Gelb, auch Pastelltöne wie Himmelblau wirken frisch und sommerlich.

Superleicht, weich und flauschig – der Kaschmirpulli ist der Rolls-Royce unter den Strickwaren. Aber Vorsicht vor allzu billigen Angeboten. Sie leiern schnell aus, zudem ärgern sie uns durch übermäßiges Pilling. So nennen sich die kleinen Knötchen und Knubbelchen, die an den beanspruchten Stellen entstehen. Dazu kommt es, weil sich die kurzen Fasern aus dem Garn lösen und verfilzen. Bei hochwertigem (und teurem) Kaschmir tritt dieser Effekt nicht so schnell auf.

Hosen

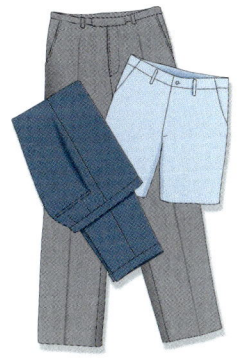

Ob nun gerade in oder out, Jeans sind ein Muss. Selbst wer sie nicht dauernd trägt, hat bestimmt ein oder zwei Paar im Schrank liegen. Das Erstaunliche an den blauen Röhren: Sie sehen in fast jeder Kombi gut aus. Mit weißem Hemd, rotem Poloshirt, schwarzem Rollkragenpullover, brauner Lederjacke, Sakko, Blazer und sogar Dinnerjacket – alles ist drin. Wenn es locker zugeht, fühlt sich die Nietenhose aber am wohlsten, also mit Polohemd, T-Shirt oder Buttondown und Sneakers. Ganz wichtig: Jeans regelmäßig waschen und lieber einmal zu viel. Gerade helle Denimsorten sehen ganz schnell schmuddelig aus. Und immer an die goldene Regel denken: Jeans nie mit Bügelfalte!

So schön Jeans auch sind, immer passen sie nicht. Deshalb brauchen Sie mindestens eine Chino, also eine Hose aus kräftigem Baumwollgabardine. Da die Chino mal eine Uniformhose war, haben die Farben einen Army-Touch: Khaki, Oliv, Marine oder Weiß. Es gibt Chinos zudem in Tönen wie Orange, Pink oder Hellblau, typisch ist diese Palette aber nicht. Die Amis tragen ihre Chinos meistens ziemlich weit mit Bundfalten, die Italiener machen in engen Chinos mit flachem Bund eine bessere Figur. Bleibt die Frage, ob zur Chino Umschläge gehören. Hat sie Bundfalten, ja, wenn nicht, nein.

Shorts oder nicht Shorts, das ist im Sommer die Frage. In den meisten Büros sind sie tabu. Ausnahmen bilden Branchen wie Mode oder Medien, da ist es völlig okay, Bein zu zeigen. Im Zweifel fällt das Urteil zugunsten der langen Sommerhose aus, die Shorts tragen Sie ohne Risiko nur nach Feierabend. In jedem Fall gilt für die halbe Hose: nicht zu kurz und nicht zu lang. Denn Hot Pants sehen bei Männern einfach fies aus (wie bei vielen Frauen auch), und wenn Bermudas zu weit um die Waden herumstehen, verkürzt das optisch die Figur – vor allem bei gedrungenen Gestalten. Oberschenkelmitte ist die Untergrenze, es sei denn, Sie entscheiden sich für schmale Dreiviertelhosen. Die Caprihose für Männer muss knapp bis übers Knie gehen. Aber: Bevor Sie die Stelzen entblößen, checken, ob sie wirklich präsentabel sind.

DAS JEANSHEMD

Spätestens seit dem Denim-Boom der Seventies ist das Jeanshemd ein Standard im Casualbereich. Wobei es «das» Jeanshemd gar nicht gibt. Stonewashed oder shrink-to-fit, schlicht oder bestickt, mit Druck- oder Perlmuttknöpfen – die Variationen sind kaum zu überblicken. Der eine kauft es im Westernstore, der andere secondhand. Und Labelfreaks müssen natürlich eine Designermarke haben. Für das richtige Styling gibt es ein paar einfache Tipps:

JEANSHEMD UND HOSEN

Das komplette Outfit in Denim? Wieso nicht? Aber Vorsicht: Sehr helle, vorgewaschene Jeans sehen neben den dunklen Shrink-to-fit-Sorten schnell blass aus. Außerdem hat Prewashed-Denim oft eine sehr weiche Oberfläche, das passt nicht zum rauen Griff einer schwarzblauen Shrink-to-fit. Wer sich wie John

Boy Walton vorkommt, wenn er von Kopf bis Fuß
Jeans trägt, zieht zum Jeanshemd besser Chinos an.

JEANSHEMD UND SAKKOS

Denim ist eigentlich kein Stoff fürs Office. Wenn
es aber leger zugeht, ist das Buttondown aus
Denimstoff genauso passend wie der körnige
Oxford. Voraussetzung dafür ist aber der Business-
Schnitt. So ein gezähmtes Jeanshemd passt dann
hervorragend zu Sakkos aus Tweed oder Cord, dem
biederen Marineblazer kann es neuen Schwung
geben. Auch zum hellen Baumwoll- oder
Leinenanzug wäre es absolut okay, nur beim grauen
oder schwarzen Zwirn bleiben Sie besser beim
Businesshemd aus Baumwollpopeline. Wenn es in
Ihrem Büro sehr konservativ zugeht, sollten Sie
Denim-Experimente besser bleiben lassen. Sonst
denken die Kollegen, Sie haben sich im Hemd geirrt.

JEANSHEMD UND KRAWATTE

Hier scheiden sich die Geister. Für Traditionalisten
schließen sich Denim und Krawatte aus wie
Cowboyboots und Nadelstreifen. Wer etwas kreati-
ver an sein Outfit rangeht, kann aber getrost mal
Kombi-Möglichkeiten von Jeanshemd und Binder
austesten. Dafür eine möglichst feine Denimsorte
wählen. Als Krawattenstoff eignen sich am besten
gewebte Seide, Seidenstrick oder auch Leinen in
kräftigen Farben.

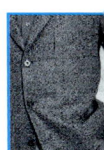

HOSEN

Schnitte

Die Mode scheut kein Extrem. Mal sind die Hosen eng wie eine Wurstpelle, mal könnten Sie im Beinkleid ein Fahrrad abstellen. Was Sie lieber mögen, hat viel mit Geschmack zu tun. Ob es auch objektiv besser aussieht, ist dagegen eine Frage der Proportionen. Welcher Schnitt wem am besten passt, sehen wir hier:

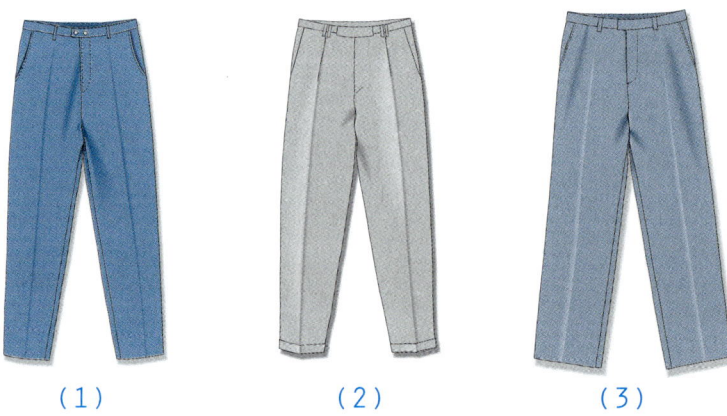

(1) (2) (3)

RÖHRENSCHNITT OHNE BUNDFALTEN (1)

sieht am besten bei schlanken Typen aus. **Beispiel:** die 501 von Levi's.

KAROTTENFORM MIT BUNDFALTEN (2)

verträgt sich am besten mit im Verhältnis langen Beinen oder bei insgesamt hoch aufgeschossenen Figuren. **Beispiel:** die Cordhose.

Weit und gerade ohne Bundfalten (3)

schmeichelt einer schmalen Erscheinung, kurze und gedrungene Figuren werden durch solche Hosen dagegen optisch verkürzt. **Beispiel:** Chinos im amerikanischen Stil.

Weit und gerade mit Bundfalten (4)

macht vom Gürtel abwärts breit, ein untrainierter Oberkörper wirkt dadurch schmächtig. Bei Muskelpaketen sieht so ein Schnitt nur ab einer gewissen Größe gut aus, sonst kommt der Körper zu massig rüber. **Beispiel:** Chinos.

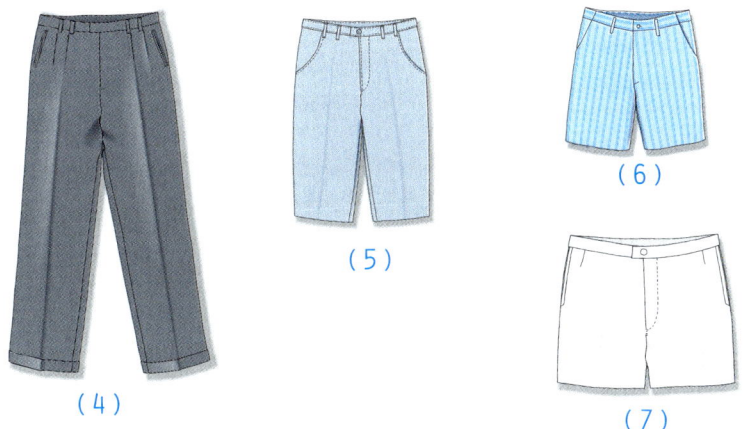

(4) (5) (6) (7)

Dreiviertellang (5)

nennt man die Caprihose für Männer. Sie sieht am besten beim schlanken, nicht zu muskulösen Typ aus.

Bermudas (6)

sollten nicht zu weit über das Knie hinausreichen, weil die Beine dadurch extrem kurz wirken. Starke Fußballerwaden präsentieren sich darunter sehr knubbelig.

Shorts (7)

sind eigentlich nur was für absolute Modelfiguren, wer unsportlich ist, sollte nicht zu viel Bein zeigen.

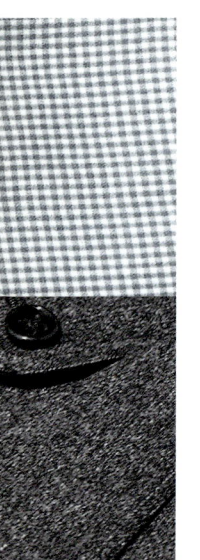

DENIM

ist blau und schrumpft bei Hitze, wir kennen das von der Jeans. Deshalb ging es früher nach dem Kauf erst mal ab in die heiße Badewanne, heute werden viele Hosen vorgewaschen verkauft. Puristen schrumpfen ihr Exemplar aber lieber selbst.

TWILL

ist ein Baumwollgewebe mit ausgeprägter Diagonalstruktur, wir könnten auch Chino-Stoff dazu sagen. Es gibt ihn von leicht bis schwer in allen Farben, typisch sind Khaki, Weiß, Oliv und Dunkelblau.

CORD

steht für den englischen Country-Look. Der Baumwollstoff mit den Rippen passt aber nicht nur zu Tweed. Als feiner Babycord wird er zur leichten Sommerhose, im Five-Pocket-Schnitt macht er dem Denim Konkurrenz.

MOLESKIN

heißt der Stoff, weil er wie ein Maulwurfsfell ausschaut (das Tierchen heißt auf Englisch «mole»). Sie haben noch nie einen Maulwurf gesehen? Okay, dann sieht Moleskin eben aus wie Cord ohne Rippen (das ist er technisch gesehen gewissermaßen auch). Moleskin ist ideal für warme Herbst- und Winterhosen, typische Farben sind Weinrot, Weizengelb oder Rostrot.

LEINEN

gehört seit Urzeiten zur Garderobe der Menschheit. Der Stoff aus der Flachsfaser ist bekannt für seine «edlen» Knitterqualitäten. Wer damit Probleme hat, sollte die Finger vom Leinen lassen. Oder Sie wählen die Hose aus einer schweren Ware, die legt sich nicht gleich in tausend Falten.

1. Der Schnitt muss passen

Chino ist nicht gleich Chino. Je nach Hersteller fällt die Hose völlig unterschiedlich aus. Amerikanische Labels schneidern meistens eher weit. Das passt gut zu US-Sportswear, nicht aber zu italienisch angehauchtem Smart Casual. Für diesen Look lieber etwas engere Chinos suchen.

2. Vorsicht beim Kürzen

Jeans und Chinos haben den Vorteil, dass sie in verschiedenen Beinlängen vorgefertigt werden (angegeben in Inch, beispielsweise 33 / 30). Das kann den Gang zur Änderungsschneiderei ersparen. Wenn unten aber doch was abgesäbelt werden muss, dran denken: Baumwollhosen werden durch das Waschen kürzer, also nicht zu viel abschneiden lassen.

3. Die Hosenlänge muss stimmen

Die Hosenlänge richtig hinzukriegen, ist gar nicht so leicht, da die Meinungen über richtig oder falsch weit auseinander liegen. Lassen Sie sich aber nie von einem Verkäufer (oder Änderungsschneider) zu einer bestimmten Länge überreden. Die Hose muss Ihnen gefallen. Liegt sie dicht am Bein an, dann sollte sie in Knöchelhöhe enden. Hosen mit Bundfalten sind weiter, sie können vorn auf dem Schuh aufsetzen, aber nur ganz leicht.

4. Zwischen Hose und Schuhen müssen die Proportionen stimmen

Als die Schlaghose mal wieder in Mode war, trugen die Kids dazu Schuhe mit unglaublich dicken Plateausohlen. Das passte perfekt, weil der Schuh dadurch die richtige Proportion bekam. Deshalb gilt: Zu weiten und etwas längeren Hosen gehören solide, breite Treter. Zu schmalen und kürzeren Hosen sieht zierlicheres Schuhwerk besser aus.

BASICS UND LOOKS

Unter einem Look verstehen wir eine Zusammenstellung von Kleidungsstücken, die eine bestimmte Mode, Idee, Stimmung oder einen Stil ausdrücken. Genauso kann der Look für ein Lebensgefühl, eine Generation oder eine Weltanschauung stehen. Manche Leute haben ihren ganz persönlichen Look, die meisten lassen sich aber von dem anregen, was sie bei anderen Leuten auf der Straße oder in den Medien sehen. Das ist auch völlig okay. Selbst berühmte Designer, die für einen ganz eigenen Look stehen, haben irgendwann mal Vorbilder gehabt.

Die Zahl der verschiedenen Looks ist unglaublich groß, da es von jedem zahllose Varianten gibt. Das Gute ist aber, dass die Grundlooks praktisch überall die gleichen sind. Wer zum Beispiel auf amerikanische Sportswear steht, bringt das mit seinen Klamotten in Stockholm genauso rüber wie in Mailand. Das Spiel funktioniert aber nur, wenn das Ziel klar ist. Sie müssen sich also genau überlegen, was Ihr Outfit darstellen soll. Aber denken Sie nicht zu kompliziert. Begriffe wie «klassisch», «trendy» oder «italienisch» reichen völlig aus. Die Komplexität Ihrer Persönlichkeit können Sie mit Jacke, Hemd oder Hose jedenfalls nicht ausdrücken.

Das Ganze hat aber auch praktische Vorteile. Wenn Sie sich über Ihren Wunsch-Look erst mal klar sind, können Sie Ihre Kleidung viel gezielter zusammenstellen. Das ist wie beim Kochen. Sobald ich entschieden habe, dass ein italienisches Menü gezaubert werden soll, geht die richtige Auswahl der

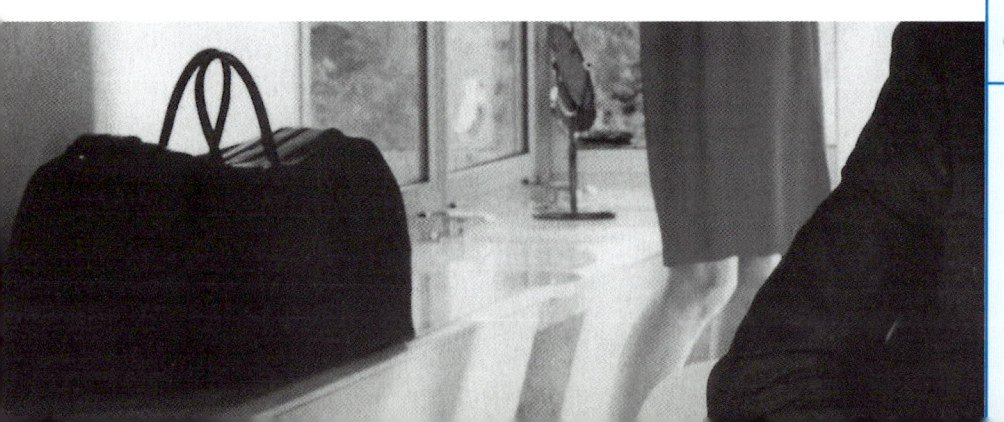

Zutaten ganz leicht. Wenn aber nur feststeht, dass ich «was zu essen» machen will, wird sich im Einkaufswagen ein völlig unbrauchbares Durcheinander von Lebensmitteln ansammeln. Damit kann der Koch genauso wenig anfangen wie Sie mit einer wahllos zusammengewürfelten Garderobe.

MIT LOOKS DIE GARDEROBE STRUKTURIEREN

1. FINDEN SIE HERAUS, WAS IHRE STILWELT IST

In welcher Art von Klamotten fühlen Sie sich am wohlsten, was deckt sich am besten mit Ihrer Persönlichkeit? Wollen Sie aussehen wie der Marlboro-Mann oder eher wie das Model in der Armani-Werbung?

2. BLEIBEN SIE IHREM STIL TREU

Wer seinem Stil treu bleibt, spart viel Geld. Aber was ist, wenn Sie sich nicht mehr in dem bewährten Outfit sehen können? Weg mit der kompletten Garderobe und alles neu kaufen? Besser nicht. Oft reicht eine Detail-Veränderung, um den alten Look aufzufrischen (also Cargohose statt normaler Chino oder Smedley-Strickhemd statt des Polos aus Baumwollpikee).

3. SYSTEMATISCH KAUFEN

Wenn Sie Klamotten kaufen wollen, sollten Sie sich nicht durch Sonderangebote oder Augenblickslaunen zu Spontankäufen hinreißen lassen. Besser ist es, ganz gezielt auf die Jagd zu gehen. Das vermindert das Risiko von Fehlentscheidungen.

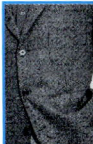

UNTERWÄSCHE

Unterhosen

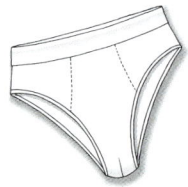

Die Männerwelt ist zweigeteilt: Boxershorts oder Slip. Beide haben was für sich. Die weiten Shorts geben Freiheit und Bewegungsraum, Slips halten alles fest im Griff. Wer sich an eines der beiden Tragegefühle gewöhnt hat, wird selten umsteigen.

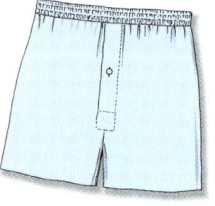

Slips gibt es mit und ohne Eingriff, aus glatter Baumwolle oder Ripp. Man muss nicht gleich einen Kult um die Unterhose machen und nur Designerwäsche tragen. Wer aber nicht nur außen hui sein will, sollte sich regelmäßig neue Slips gönnen – und nicht erst, wenn die Dinger schon auseinander fallen. Ruhig auch mal Markenware, denn die billigen aus dem Sechserpack leiern schnell aus. Auf Halbmast hängende Hosenböden mögen die Mädels nämlich gar nicht an uns sehen.

Auf allzu kindliche Farben und Dessins dürfen Sie ab 18 verzichten. Am besten kommen einfarbige Slips in Weiß, Schwarz oder Dunkelblau. Slips im Glitzerlook oder in Leopardenoptik wirken dagegen immer etwas prollig. Tragen Sie so was also nicht, wenn Sie sich mit Ihrem Chef zum Squash treffen. Er könnte Sie in der Umkleide sehen.

Boxershorts sind in Hunderten von Farb- und Mustervarianten zu haben, denn sie werden aus der gleichen Baumwolle wie Oberhemden geschneidert. Und was als Hemd gut aussieht, können Sie unbesorgt auch als Unterwäsche tragen. Also Streifen, Karos, Hellblau oder Weiß in allen Spielarten und Nuancen.

Das Faustkämpfer-Beinkleid kriegen Sie mit Elastikbund oder Schnürbändern, beide Optionen haben ihre Tücken. Das Gummi kann ausleiern oder im falschen Moment reißen. Die Bändsel können durchscheuern, meistens tun sie es dann, wenn weit und breit kein Ersatz aufzutreiben ist. Boxershorts werden wahlweise mit oder ohne Schlitz feilgeboten, wenn er vorhanden ist, sollte er zuknöpfbar sein (das verhindert ungewollte Einblicke).

Slips kriegt man auch in Medium-Länge, das sieht dann aus wie eine eng anliegende Boxershorts, trägt sich aber genauso wie die Kurzversion.

Lange Unterwäsche ist im Alltag selten nötig. «Zum Glück!», werden jetzt viele Frauen sagen, denn besonders sexy sehen die Teile nicht aus. Aber sie halten die Beine schön warm, für lange Winterspaziergänge sind sie deshalb perfekt.

Es gibt zwar Genießer, die lassen an ihre Haut nur Seiden- oder Kaschmirunterhosen. Normalerweise ist Baumwolle aber die Faser der Wahl. Ein kleiner Anteil Synthetik darf sein, denn er kann vorzeitige Materialermüdung verhindern.

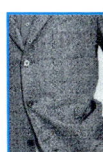

Unterhemden

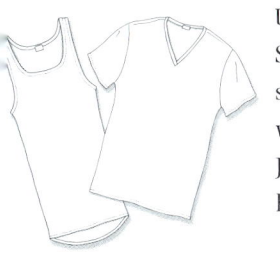

Unterhemden sind spießig, denken heute viele Männer. Stimmt! Besonders attraktiv sieht es wirklich nicht aus, wenn sich ein Trägerhemd unter dem Business-Shirt abzeichnet. Ein weißes T-Shirt ist auch nicht viel besser, nebenbei ist es seit 20 Jahren mega-out, das weiße Baumwollteil unter dem Hemd hervorsehen zu lassen.

Praktisch haben Unterhemden nur zwei Vorteile: Sie halten bei Kälte warm und saugen bei Hitze übermäßige Transpiration auf. Frostbeulen könnten am Schreibtisch aber auch einfach mal das Sakko anbehalten, wenn das Büro nicht richtig geheizt wird. Und wer stark schwitzt, sollte dem sommerlichen Hitzestau durch luftige Leinenhemden und leichte Baumwollanzüge vorbeugen.

Wer trotz allem nicht auf das Unterhemd verzichten will, sollte für Schadensbegrenzung sorgen. Weiße Trägerhemden aus Feinripp oder Netzunterhemden sehen nur am bodygebildeten Torso sexy aus, bei Schmalbrust haben solche Modelle dagegen höchste Abtörnwerte. Deswegen dürfen sich Fitnessmuffel auf keinen Fall in so was blicken lassen (schon gar nicht bei der Freundin). T-Shirts sollten Sie nur mit V-Ausschnitt kaufen, dann bleiben sie unter dem aufgeknöpften Hemdkragen wenigstens unsichtbar.

STILVOLL IM ALLTAG: SMART CASUAL

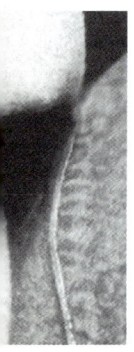

«Smart» heißt auf Englisch so viel wie chic oder elegant, «casual» bedeutet lässig oder leger. Zusammen ergibt das «elegante Lässigkeit» oder «Freizeitschick». Es ist zwar ein Anglizismus, besonders gut haben die Briten diesen Look aber nicht drauf – von den Amis mal gar nicht zu reden. Das liegt einmal daran, dass die Männer in diesen Ländern meist ein sehr konservatives Büro-Outfit tragen müssen. Abends und am Wochenende wollen sie es dann nur noch bequem haben. Zweitens lieben die Briten das Understatement. Ein völlig abgerissenes Rugbyhemd aus alten Schultagen finden sie viel cooler als ein nagelneues Poloshirt von irgendeinem hippen Designerlabel. Die Amis wiederum statten sich in der Freizeit gern wie für eine Trekking-Tour aus – schließlich könnte ihnen in New York der Yeti begegnen.

Besser machen es da schon die Italiener. Denn zwischen Alpen und Sizilien gilt die Devise «mehr scheinen als sein». Aber nicht im negativen Sinne (den die Deutschen hier sofort wittern). Für den italienischen Mann ist es einfach wichtig, dass er gut aussieht, Straße, Espresso-Bar oder Büro sind seine Bühne. Deshalb trägt er stets die besten Klamotten und Accessoires, die er sich leisten kann. Die Deutschen haben da

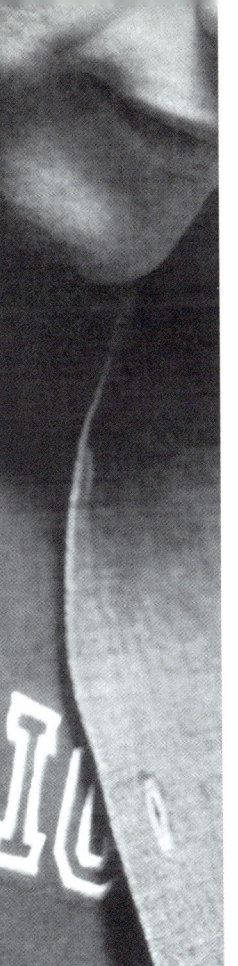

eine ganz andere Auffassung. Sie sehen lieber nach nichts aus und stecken dafür jede Mark in ihr Auto oder Häuschen. Die Folge: Aussehen und Styling hinken oft total hinter dem her, was die Männer im Job darstellen.

Smart Casual ist eigentlich ganz leicht, wenn man die Grundidee begriffen hat: Gute Klamotten locker tragen. Wie beim Kochen kommt es dabei sehr auf die Zutaten an. Wenn die nichts taugen, kommt am Ende nicht viel raus. Doch Sie müssen auch wissen, wie Sie das Menü – oder das Outfit – zusammenstellen. Einfach nur von Kopf bis Fuß teuer ist langweilig und beweist Phantasiemangel. Es kommt auf die richtige Mischung an. Das weiß Süßi übrigens schon lange. Die nimmt nämlich ein T-Shirt von Gucci und kombiniert dazu die Jeans von H & M. Stichwort selektiver Konsum!

Natürlich kann jeder Euro nur einmal ausgegeben werden. Wie viel der Einzelne in den smarten Freizeitlook investiert, hängt von der individuellen Lebenssituation ab. Kreative müssen nur selten Anzug und Krawatte anziehen, sie können fast das gesamte Kleidungsbudget in Smart Casual investieren. Doch was ist, wenn die Businessklamotten den Etat beinahe komplett auffressen? Dann sollten Sie die Prioritäten vielleicht mal ein bisschen in Richtung Smart Casual verschieben. Ihre Freundin freut sich bestimmt, denn die teure Bürokluft sieht sie meistens nur auf dem Kleiderbügel.

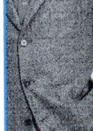

Die wichtigsten Regeln

1. Gute Accessoires

Mit Gürtel, Sonnenbrille oder Schal zeigen Sie Stil und Geschmack im Detail. Aber Vorsicht: Nicht mit zu auffälligen Designerstücken protzen. Und Finger weg von allen Teilen, auf denen groß und breit Logo oder Name einer Marke stehen. Das wirkt nur peinlich.

2. Naturmaterialien

Außer in Form von Regenjacken oder Steppwesten haben Kunstfasern nichts beim smarten Freizeitlook verloren. Natürliche Materialien wie Baumwolle, Wolle oder Leinen sind angesagt. Wenn es edler sein darf, Kaschmir und Seide.

3. Vorsicht vor Businessfarben

Im Business signalisieren Grautöne Professionalität, Schwarz steht wiederum für feierliche und ernste Anlässe im privaten und öffentlichen Bereich. In der Freizeit haben beide Farben nichts zu suchen. Deshalb sollten Grau und Schwarz gar nicht oder nur sehr sparsam eingesetzt werden.

4. Naturtöne dürfen nicht fehlen

Zum Smart Casual gehören Farben der Natur wie Braun- und Grüntöne. Sie stehen für Freizeitaktivitäten auf dem Land und im Grünen. Naturtöne aber immer mit Farbtupfern auffrischen, sonst sehen Sie wie ein wandelndes Gebüsch aus.

5. Edles schlicht tragen

Smart Casual hat viel mit Understatement zu tun. Also edle Teile locker tragen. Beispiel: handgenähte Schuhe zu Chinos und Polohemd, ein feines Hemd lässig aus der Jeans heraushängen lassen, der Gürtel mit Silberschnalle zu Bermudas und T-Shirt.

NIE OHNE MEINEN PULLOVER

In der Heimat von Benetton geht niemand ohne Pullover vor die Tür – es sei denn in Businessklamotten oder Badesachen. Das verwundert uns Nordlichter immer sehr, denn südlich der Alpen ist es im Sommer doch viel zu warm für Strickwaren (wenn es nicht gerade regnet). Selbst abends und in Shorts können wir es dort vor

Hitze kaum aushalten. Und was macht der Italiener am Nebentisch im Café? Er zieht fröstelnd den Pullover enger um die Schultern. Spinnen die Römer? Nein, sie haben nur ein anderes Temperaturempfinden. Vor allem verstehen sie aber was von der Kunst, eine gute Figur zu machen. Und das geht mit Pullover sehr gut – über die Schultern gelegt, um die Hüfte geschlungen, zur Rolle gewickelt oder quer wie eine Schärpe über die Brust getragen. Dass jemand das Teil einfach mal überzieht, kommt dagegen so gut wie nie vor. Denn das würde erstens die Frisur ruinieren und zweitens lange nicht so cool aussehen wie der zum Schal drapierte Kaschmirpulli. Wir zeigen die drei klassischen Methoden, Pullover zu tragen, ohne ihn anzuziehen:

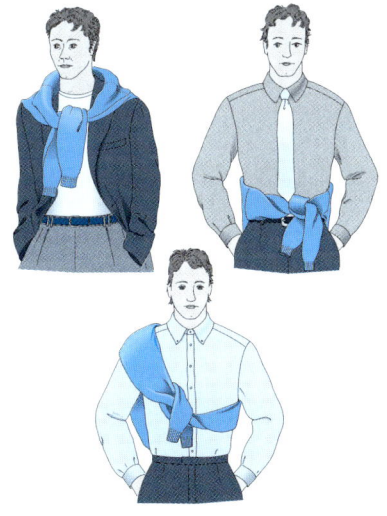

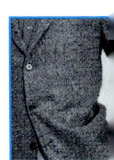

JACKEN UND MÄNTEL

Ob wir es mögen oder nicht, Mäntel und Jacken begleiten uns fast das ganze Jahr hindurch. Grund genug, diesen Teil des Outfits nicht zu vernachlässigen. Hier der Überblick über das Angebot:

Blousons

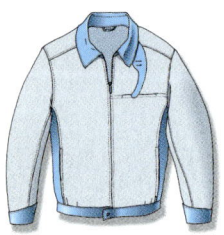

Blousons sehen oft genauso spießig aus wie das Wort klingt. Fast noch schlimmer klingt Lumber (oft «Lömber» ausgesprochen). Beides meint eine hüftlange Reißverschluss-Jacke mit Strickbündchen an Ärmel und Saum. Diese Bündchen haben den Nachteil, dass sich die Jacke ballonartig um Arme und Körper bauscht. Besser kommen eng und gerade geschnittene Blousons ohne den bandagenartigen Elastik-Rand.

Gegen den Regen

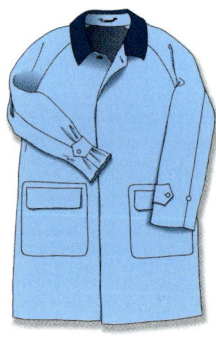

Reine Regenkleidung ist eigentlich tot, denn die Textilindustrie kann heute praktisch jeden Stoff wasserdicht machen. Durch spezielle Veredelungsmethoden, Beschichtungen oder eine eingearbeitete Schutzmembran. Vor Nylon, Goretex & Co. wurden Mäntel mit Gummi versiegelt. Diese Technik hat einen Nachteil: Die Teile riechen wie Kondom, sie sind steif, schwer und ungemütlich. Deswegen trägt sie auch kaum noch jemand (außer Hardcore-Anglophile oder Pferdefreaks). Wachsjacken wie die legendäre Barbour müffeln zwar auch ganz schön, sind aber nach wie vor Kult. Trotz oder wegen ihres englischen Snob-Appeals.

Leder

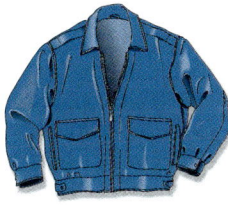

Ob Schwarz für Biker oder weinrotes Kroko von Prada – bei Lederjacken ist alles möglich. Sie symbolisieren Freiheit, Abenteuer und Männlichkeit genauso wie Luxus oder Status. Und manchmal begeistern sie einfach nur durch edles Material. So oder so gibt es kaum ein Kleidungsstück, das sich besser für die Freizeit eignet. Denn zum Business-Outfit gehört ein solches Teil definitiv nicht. Was viele Männer nicht davon abhält, die Lederjacke auch im Büro zu tragen (vor allem Journalisten und Kripo-Beamte, das wissen wir aus dem Fernsehen).

Richtig populär wurde das robuste Bekleidungsstück durch die Amerika-Begeisterung der Fünfziger: Die Flieger-jacken der US-Airforce fand die Jugend damals extrem cool, und noch heute sind Kopien des Originals aus dem Cockpit heiß begehrt. Filme mit James Dean und Marlon Brando in schwarzer Motorradkluft haben die Lederjacke endgültig zum Kult werden lassen. Ganz anders gibt sich die Lederjacke, wenn sie in der edlen Luxusversion daherkommt. Dann begeistert sie durch Leder weich wie Kaschmir, tolle Verarbeitung und elegante Farbtöne.

Steppjacken

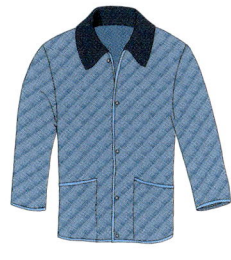

Schon die alten Chinesen kannten die Steppjacke, aus dem England der Swinging Sixties kommt die moderne Version aus Nylon. Leicht, warm und waschbar avancierte die Husky-Jacke (so heißt das Original) in den achtziger Jahren zum Liebling der Yuppies und verdrängte da und dort sogar die wächserne Barbour.

Damit Sie mit der Steppjacke nicht wie ein Fossil aus der frühen Kohl-Ära aussehen, sollten Sie dazu möglichst Jeans und italienische Edel-Sneakers kombinieren statt immer nur Cord und englische Rahmengenähte. Besonders praktisch an der Steppjacke ist ihre Vielseitigkeit, denn sie ergänzt sehr gut das Business-Outfit. Der Look aus Anthrazit-Anzug und mittelblauer Husky wurde – wieder einmal – von smarten Italienern erfunden. Die Braven nehmen an kühlen Tagen Marineblau oder Grün, die Mutigen trauen sich Orange oder Rot.

Daunen

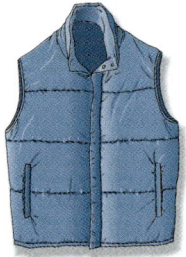

Wenn es richtig kalt ist, gibt es kaum was Besseres als einen fetten Daunenparka, zum Beispiel von Woolrich. Jedenfalls nichts, das bei so geringem Gewicht dermaßen gut wärmt. Es ist vor allem der Streetwear zu verdanken, dass der Michelin-Männchen-Look heute auf breite Zustimmung stößt. Denn die jungen Rapper und Hip-Hopper haben gezeigt, dass die wulstigen Jacken richtig cool aussehen.

Die Daunenweste ist oft die bessere Wahl, denn sie kann uns fast das ganze Jahr begleiten. Im Winter über einem dicken Pullover oder Fleeceshirt, bei mildem Wetter über Hemd oder Polo. Und wenn es im Sommer abends kühl wird, macht sie sich hervorragend zu T-Shirt, Shorts und Flipflops. Voraussetzung für den Ganzjahreseinsatz ist eine vielseitige und zeitlose Farbe. Ideal ist Schwarz, zumal es im Winter den kleinsten Sonnenstrahl in Wärme umwandelt.

Mäntel

Mäntel waren im Casualbereich jahrelang völlig out. In den Nineties kam mit dem Anzug-Revival der große Umschwung. Die Leute merkten plötzlich, dass zum coolen Einreiher ein Mantel viel besser passt als eine Jacke. Wie der Anzug wird des-

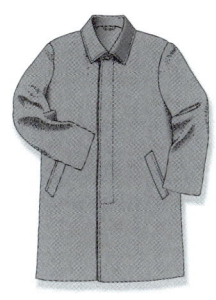

halb auch der Mantel nicht immer, aber immer öfter getragen – auch in der Freizeit. Aber Vorsicht: Schwarze oder dunkelgraue Teile sehen zum Casual-Look in warmen Naturtönen manchmal etwas duster aus.

Wer starke Farben liebt, sollte zum Dufflecoat greifen. Denn längst gibt es den knielangen Kapuzenmantel nicht mehr nur in langweiligem Marine oder Beige (dies waren seine Farben, als er noch Uniformmantel war). Weil die Italiener nämlich gemerkt haben, dass er in Rot, Orange oder Gelb die Wintertristesse viel besser vertreibt. Vor allem im Freizeitlook, denn mit seiner Kapuze und den Knebelverschlüssen kommt der Dufflecoat zu dunklem Zwirn und schwarzen Schuhen zu sportlich rüber.

ZUBEHÖR

SCHAL

Beim Schal ist es wie mit der Sonnenbrille: Man trägt ihn nicht nur zum Schutz, sondern gern auch als Accessoire. Vorausgesetzt, es handelt sich nicht um ein fieses Billigteil aus Synthetik. Warum sich heute noch jemand Kunstfasern um den Hals wickelt, ist wirklich unverständlich, denn Schals aus reiner Schurwolle sind nicht unerschwinglich (obwohl sie schon mehr kosten als der Plastik-Halswärmer). Für bessere Wollqualitäten müssen Sie natürlich noch ein bisschen mehr hinlegen, aber die halten auch länger.
Noch edler sind Kaschmirschals, nur leider auch viel teurer. Das ist keine Geldschneiderei, sondern liegt an den Weltmarktpreisen für das rare Ziegenhaar. Das Zeug ist nämlich alles andere als preiswert, jedenfalls die Spitzenware aus der Mongolei. Deshalb Vorsicht bei Billigangeboten aus «100 Prozent

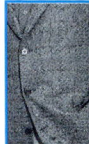

Kaschmir». Billig und gut, das geht hier einfach nicht. Wenn Sie sich wirklich mal so ein Luxusteil gönnen wollen, dann bitte mit Weitsicht kaufen und ein zeitloses Modell aussuchen. Trendige Schals in extravaganten Farben landen sonst in der nächsten Saison in der Schublade, und das wäre schade.

HANDSCHUHE

Manche Männer haben seit ihrer Kinderzeit eine Handschuhphobie. Das liegt an den blöden Fäustlingen, die Mami ihnen immer aufgenötigt hat. Ähnlich peinlich waren selbst gehäkelte Teile (Jägergrün mit Rot und Weiß) und Siebziger-Jahre-Skihandschuhe aus Lederimitat (heute fast wieder Kult). Dabei sind Handschuhe eine feine Sache. Sie schützen gegen Kälte und obendrein gegen Millionen von Mikroben, die auf Geländern und Türgriffen lauern. Außerdem sehen Handschoner aus feinem Leder einfach gut aus, warum also drauf verzichten? Kopfzerbrechen macht vielen nur die Farbe der Fingerlinge: Schwarz oder Braun? Die Faustregel lautet: Schwarz zu schwarzen Schuhen und Braun zu braunen. Das beste Material ist Leder, auch in Verbindung mit Stoff (kennen wir vom Autofahrerhandschuh). Es kommt von verschiedenen Tieren, am häufigsten müssen Wasserschwein, Hirsch, Rind oder Ziege ihre Haut zu Markte tragen. Bei Minusgraden empfehlen sich Lammfellhandschuhe, die sind innen schön flauschig. Bei arktischen Temperaturen kommen auch Handschuhphobiker nicht um Fäustlinge herum, weil sich die Finger da drinnen gegenseitig aufwärmen.

MÜTZEN UND HÜTE

Kopfbedeckungen sind out, das ist für viele eine ausgemachte Sache. Wenn wir von Opas Melone, Homburg oder Zylinder reden, trifft diese Aussage auch wirklich zu. Regenhüte, Baseballkappen oder Strickmützen sind dagegen extrem in. Nicht nur in der Streetwear, sondern auch beim Durchschnittsmann. Der hat nämlich gemerkt, dass eine Regenjacke nichts bringt, wenn einem das Wasser auf den Kopf pladdert. Klar, ein Schirm würde helfen, doch der liegt meistens im Kofferraum oder wurde gerade mal wieder geklaut. Außerdem halten Kopfbedeckungen im Winter schön warm und schützen im Sommer vor Hitze und UV-Strahlen. Für das Styling gilt: Zum Business-Outfit passen die sportlichen Deckel leider nicht, da müsste es dann schon ein richtiger Filzhut sein.

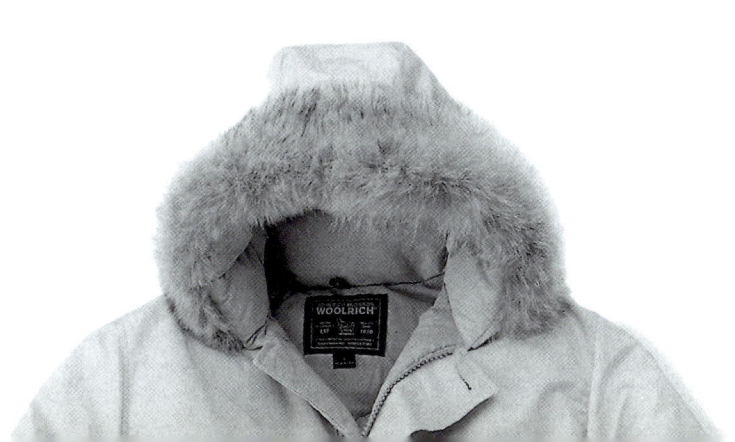

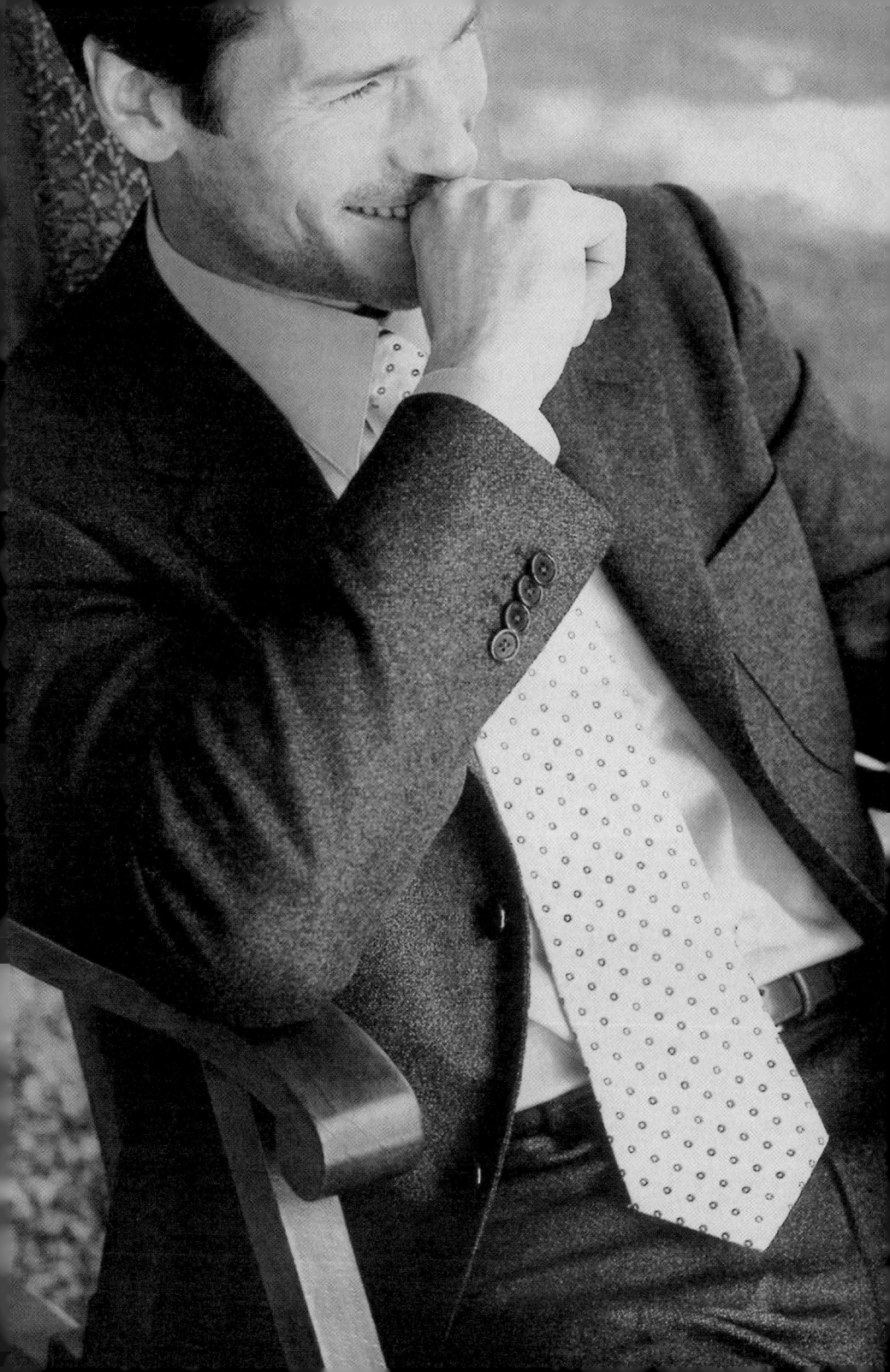

Frage: *Sind weiße Socken tabu?*

Antwort: Zum dunkelgrauen Anzug und schwarzen Brogues kommen weiße Strümpfe wirklich nicht sehr gut. Das ist jedoch kein Grund, weiße Strümpfe grundsätzlich zu verdammen. Denn zu einem weißen Sommer-Outfit können sie gut aussehen. Da es bei uns auch oft im Juli regnet, sind diese speziellen Einsatzmöglichkeiten der weißen Strümpfe jedoch stark limitiert. Deshalb sollten Sie grundsätzlich nur dunkle Kniestrümpfe tragen, dann sind Sie immer auf der sicheren Seite.

Frage: *Ich finde Jeans am schönsten, wenn sie richtig dunkelblau sind. Wie kann ich die Farbe trotz Wäsche erhalten?*

Antwort: Wenn die Hose noch auf die richtige Größe schrumpfen muss, einmal heiß waschen. Danach nur noch chemisch reinigen lassen.

Frage: *Ein Kumpel meinte, ich wäre zu alt für eine Baseballkappe. Ich bin aber erst 32.*

Antwort: Jeder kann Baseballkappen zum Freizeitlook tragen. Allerdings richtig herum, Schirm nach hinten ist erstens out und sieht zweitens dämlich aus.

2. KAPITEL

Der Anzug

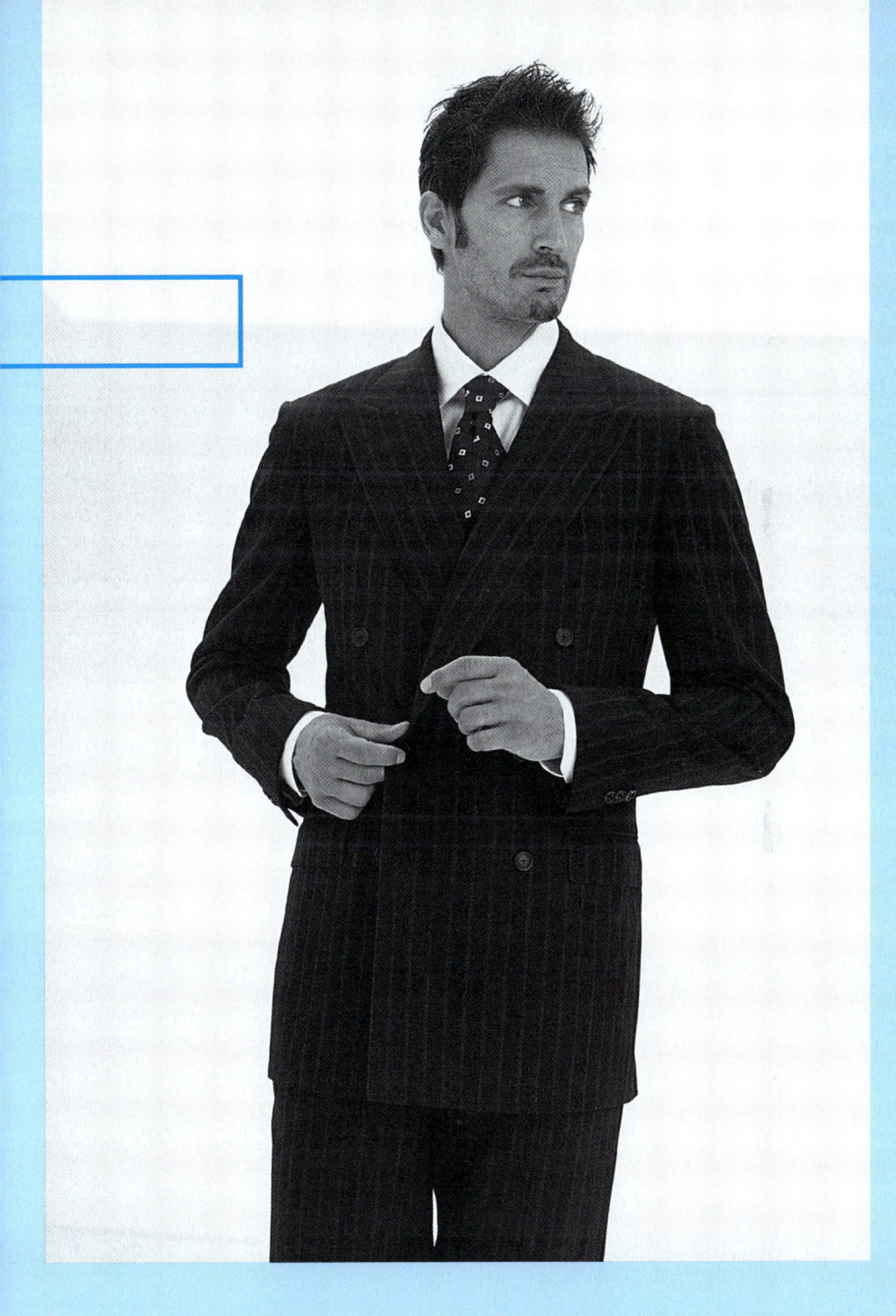

Anzug ist in! In den Seventies war unter jungen Leuten eins noch völlig klar. Wer cool sein wollte, zog freiwillig keinen Anzug an. So was trugen nur Politiker, Schlagerfuzzis und Kapitalisten. Jeans und T-Shirt waren angesagt und sonst nichts. Heute ist das ganz anders. Da finden es die Kids völlig normal, dass ihre Stars zur Grammy-Verleihung perfekt gestylt im Gucci-Outfit erscheinen. Mit ausgelatschten Cowboystiefeln und gammeligen Jeans à la Bob Dylan locken die modernen Pop-Ikonen keinen Fan mehr hinterm Ofen vor.

Die neue Lust auf Styling begann in den Neunzigern. Da schickten die Designer ihre Models plötzlich in schmal geschnittenen Einreihern auf die Laufstege und machten so den Anzug wieder attraktiv. Mit der neuen schlanken Silhouette, die den Kasten-Look der Eighties ablöste, kam auch ein neues, pures Styling. Plötzlich war es hip, zum Anzug nur ein T-Shirt und Designersandalen zu tragen, Krawatte und Hemd traten in den Hintergrund. Auch farblich, denn der Binder wurde zur grauen Eminenz.

Auf den Simpel-Schick folgte dann zu Beginn des neuen Jahrtausends die Rückkehr der Eleganz. Der Anzug war nach wie vor gefragt, doch auch die Kombination war bei den Designern wieder ein Thema. Genau wie Farben und Dessins – colour is beautiful! Alle, die sich gerade an den Purismus gewöhnt hatten, müssen nun wieder mit der kompletten Farbpalette zurechtkommen. Bloß wie? Wer jahrelang nur hellgraue Hemden mit mittelgrauen Krawatten zu dunkelgrauen Anzügen kombiniert hat, ist mit dem Regenbogen aus Unis, Streifen und Karos einfach überfordert.

Höchste Zeit also, das kleine Einmaleins der Eleganz zu wiederholen – oder ganz neu auf den Lehrplan zu bringen. Aber keine Angst, es ist leichter als Kopfrechnen und macht viel mehr Spaß.

Das Grundwissen

Wer Weinkenner werden möchte, muss eine Menge Wissen speichern. Beim Thema Anzug können Sie dagegen schon mitreden, wenn Sie nur fünf Fakten kennen:

1. Was ist ein Anzug?

Die Definition des Anzugs lautet: Jacke und Hose (manchmal auch Weste) aus ein und dem gleichen Stoff. Das ist seit gut 100 Jahren so. In den Jahrhunderten davor trugen die Männer meistens Jacken, Westen und Hosen aus verschiedenen Materialien.

2. Die Grundformen

Für die Anzugjacke kennen wir nur zwei Grundformen: Einreiher und Zweireiher. Der Einreiher hat meistens drei Knöpfe, von denen nur die oberen beiden geschlossen werden. Der Zweireiher kommt mit vier oder sechs Knöpfen daher, das obere Knopfpaar dient immer nur zur Zierde (und nicht zum Zuknöpfen).

3. Schlitze

Die Optionen für die Jacke lauten: zwei Seitenschlitze, ein Mittelschlitz oder gar kein Einschnitt an der Rückseite. Beim Einreiher sind alle drei Varianten möglich, Zweireiher haben zwei Seitenschlitze oder schließen glatt ab.

4. Die Hose

Die Anzughose können wir mit oder ohne Bundfalten wählen, mit Gürtelschlaufen oder verstellbarer Bauchweite (regulierbar durch kleine Schnallen) und Knöpfen für Hosenträger. Ob man Bundfalten mag, ist Geschmackssache, ohne sie sehen Hosen aber nur bei flachem Bauch gut aus. Gürtelschlaufen sind heute die Regel, da nur wenige Männer Hosenträger vorziehen.

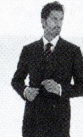

5. Die Kombination

Wenn das Sakko aus einem anderen Stoff gemacht ist als die Hose, sprechen wir von einer Kombination. Beispiel: Tweedjacke und Cordhose. Die Kombination ist eine Alternative zum Anzug, ersetzt ihn aber nicht, denn sie wirkt immer etwas legerer.

DIE WICHTIGSTEN ANZUGVOKABELN ZUM MITREDEN

ÄRMELKNÖPFE

Ungefähr da, wo aus dem Sakkoärmel die Uhr herausschaut, sitzen drei oder vier Knöpfe. Bei den meisten Anzügen von der Stange sind sie nur aufgenäht, Knopflöcher gibt es keine. Denn wenn die erst mal in den Stoff geschnitten sind, können Sie die Ärmellänge nicht mehr ändern lassen.

ARMLOCH

Das Armloch ist das, was bei zu engen Jacken manchmal unter den Achseln kneift. Es gilt die Faustregel: Je kleiner und höher das Armloch, desto eleganter der Anzug.

BESATZ

Der Stoff an der Außenseite der Revers reicht bis an die Innentaschen, ihn nennt der Schneider Besatz. Beim Smoking nimmt er dafür nicht den Oberstoff, sondern geriffelten Seidenrips oder Satin.

BRUSTABNÄHER

Bei den meisten Sakkos geht von den Seitentaschen eine Naht senkrecht nach oben, links endet sie kurz unter der Brusttasche. Das sind die Brustabnäher. Mit ihnen wird das Sakko tailliert.

CROCHETNAHT

Der Übergang zwischen Revers und Kragen heißt Crochetnaht. Je nach Schnitt und Stil des Sakkos kann sie steil ansteigen oder eher in die Waagerechte tendieren. Kenner wissen: Je steiler und höher die Crochetnaht, desto aufwendiger war das Sakko in der Herstellung.

EINLAGE

Mit der Einlage wird der Anzug nicht zum Gesellschafter einer GmbH. Gemeint ist eine am fertigen Sakko unsichtbare Stoffschicht (meistens Leinen, manchmal mit eingewebtem Rosshaar) zwischen Oberstoff und Futter. Die Einlage sorgt dafür, dass sich das Revers elegant rollt.

FUTTER

Das Futter ist der seidige Stoff an der Innenseite und in den Ärmeln. Es dient zur Zierde und erleichtert das Anziehen des Sakkos. Bei manchen Sommeranzügen wird es am Rücken weggelassen, um das Teil luftiger zu machen.

TASCHE

Das Sakko hat normalerweise drei Außentaschen. Zwei große in Hüfthöhe und eine kleine über der Brust (immer auf der linken Seite). Die großen Taschen werden in der Regel mit Klappen gearbeitet (manchmal auch Patten genannt), die Brusttasche meistens ohne.

KRAGEN

An der Crochetnaht geht das Revers in den Kragen über. Er wird aus einem Extrastück Stoff zugeschnit-

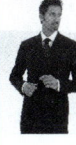

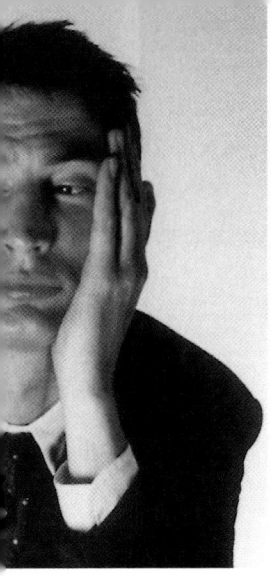

ten und in Form gebügelt. Bei guten Sakkos ist
er mit Filz unterlegt. Wichtig: Seine Innenseite muss
ganz glatt sein, der Stoff darf sich in der Halsrun-
dung nicht wellen.

PASPELTASCHEN

Wenn Sie die Klappen in die großen Taschen rein-
stecken, wird am oberen und unteren Rand der
Tasche ein ganz schmaler Stoffstreifen sichtbar:
die Paspel. Sie ist der Saum der Tasche.

REVERS

Die vordere Kante des Sakkos biegt sich nach oben
hin um und wird dann eckig abgeschnitten. Dieser
umgedrehte Teil nennt sich Revers, manchmal auch
Fasson. Wenn es wie beim Zweireiher in einer Spitze
ausläuft, reden wir von einem steigenden Revers,
beim Einreiher von einem fallenden Revers.

SCHLITZ

Der an der Hose ist nicht gemeint. Sondern vielmehr
die Schlitze am Sakko. Entweder gibt es zwei
Seitenschlitze oder einen in der Mitte – es sei denn,
das Sakko kommt ohne aus. Seitenschlitze gelten als
englisch, der Mittelschlitz als amerikanisch. Ohne
Schlitze schneidern vor allem die Europäer.

UMSCHLAG

Die Hose von Anzug und Kombination wird meistens
mit Umschlag getragen, also mit umgeklapptem
Stoff am Saum. Umschläge sehen nicht nur gut aus,
sie beschweren das untere Ende der Hose auch ein
wenig. Dadurch fällt das Beinkleid besser. Beim
Smoking sind Umschläge tabu.

WELCHER ANZUG SOLL'S DENN SEIN?

Was ein Anzug ist, wissen wir jetzt. Das sagt uns aber noch nichts darüber, wie wir das Angebot sortieren sollen. Denn wenn Sie im Laden sagen, dass Sie einen Zweireiher suchen, dann hilft das dem Verkäufer wenig. Er muss mehr wissen, um Ihnen das Richtige anbieten zu können.

Bis vor wenigen Jahren teilten sich die Anzüge in drei Gruppen auf: englisch, europäisch, amerikanisch. Diese Kategorien haben wegen der Globalisierung leider fast komplett ausgedient. Denn das Anzugangebot gleicht sich mittlerweile überall fast bis aufs Haar, egal ob Sie in London, Mailand oder New York shoppen. Die alten Unterschiede gelten nur noch in der obersten Preislage bei handgemachten Teilen. Die Einteilung heißt heute: klassisch, modisch oder handgemacht.

Klassisch

Als klassisch bezeichnet der Handel Ein- oder Zweireiher mit zwei Seitenschlitzen, leichter Taillierung und wenig Schulterpolstern. Die Hosen dazu haben meist zwei oder vier Bundfalten (also eine oder zwei je Hosenbein) und Gürtelschlaufen. Wenn das Teil aus deutscher Produktion stammt, fällt das Sakko etwas kastiger aus (da die Teutonen einen leichten Oversized-Look vorziehen). Briten und Italiener arbeiten etwas mehr auf Figur.

Modisch

Modisch ist immer das, was gerade im Trend ist. In den Neunzigern waren das körpernah geschnittene Anzüge, hoch geknöpft mit schmalen Revers, Mittelschlitz und Hosen ohne Bundfalten. Ab dem Jahr 2000 wurden die Revers wieder etwas breiter und die Hosen dank der Bundfalten wieder voller im Bein.

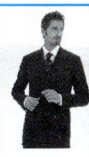

Die Sakkos im modischen Sortiment sind heute generell weicher und weniger strukturiert, sie tragen sich mehr wie eine bequeme Strickjacke. Zum modernen Anzug wird neben Hemd und Krawatte auch T-Shirt getragen oder ein Hemd in auffälligen Farben ohne Binder.

Handgemacht

Was hat handgemacht damit zu tun, wie der Anzug aussieht? Eine ganze Menge. Wir nennen die drei wichtigsten Merkmale. Erstens: Da handgemachte Kleidung teuer ist, soll sie länger getragen werden. Modisches Design ist hier deshalb nicht gefragt, zu schnell wäre das Verfallsdatum erreicht. Zweitens können sich junge Leute die handgeklöppelten Teile meist noch nicht leisten, deshalb sollen die Stoffe die ältere Zielgruppe ansprechen. Farben und Muster fallen dementsprechend eher zurückhaltend aus. Drittens finden wir beim handgearbeiteten Anzug Details, die nur ein Schneider mit Nadel, Faden und Bügeleisen hinkriegt. Einige davon sieht nur der Experte, spüren kann die Handarbeit aber jeder, der so ein Teil probiert.

Modisch oder klassisch –
Welcher Anzug ist richtig für mich?

Bevor Sie ins Geschäft rennen, müssen Sie sich über eines klar werden: Welcher Anzug ist richtig für Sie? Gemeint ist nicht Einreiher oder Zweireiher, sondern der Stil. Klassisch oder modisch? Das können Sie nur beantworten, wenn Sie Ihre Stilwelt kennen. Wer sich über die noch nie Gedanken gemacht hat, sollte sich ein paar einfache Frage stellen: Wie will ich aussehen, was möchte ich darstellen, in was für Klamotten laufe ich am liebsten herum, wer ist mein Vorbild in Sachen Mode?

Der eine sieht sich in einem coolen Loft in New York, der andere schwärmt für mediterrane Lebensart. Ein Dritter wäre gern ein englischer Lord, wohingegen Kandidat Nr. 4 am liebsten Party macht und von einem Job bei MTV träumt. Und dann gibt es auch noch den Normalo, der sich nur für Arbeit, Familie, Haus und Auto interessiert.

Der Typ mit dem Loft sollte sich Modisches von einem Newcomer aus Antwerpen zulegen, der Freund von Carpaccio und Chianti holt sich ein handgemachtes Teil von einer italienischen Manufaktur, der Englandfan einen klassischen Nadelstreifen aus dem Land der Teetrinker und der zukünftige Video-Ansager geht im Anzug von H & M zum Casting. Mr. Durchschnitt braucht das alles nicht . Er holt sich einfach was aus dem Kaufhaus.

DAS TRAUMPAAR –
SAKKO UND HOSE

In den Nineties war sie bei jungen Leuten völlig out: die Kombination aus Sportsakko (oder Blazer) und Flanellhose. Gegen die coolen neuen Anzüge wirkte diese Paarung irgendwie nur noch bieder und altbacken. Doch als das neue Jahrtausend da war, erschien sie wieder in den Modejournalen zusammen mit den lange belächelten Karos. Heute ist die Kombi wieder voll im Trend.

Drei Arten von Sakkos eignen sich dafür. Die authentische Tweedjacke aus England, das elegante italienische Sakko und der Blazer. Die Tweedjacke ist sozusagen das Original, die Briten haben es mal als Weekend-Outfit erfunden. Die Italiener machten das Landei stadtfein, indem sie den rauen Tweed gegen feines Kammgarn, Kaschmir oder Leinen austauschten. Da der zweireihige Blazer ursprünglich bei der Marine zu Hause war, kommt er meist in Dunkelblau daher. Die einreihi-

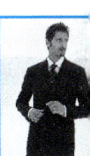

ge Variante diente ursprünglich als Clubuniform bei Ruder-
vereinen, deswegen wird sie oft aus verrückt gestreiften Stoffen
geschneidert. Beide Blazertypen glänzen häufig mit Goldknöpfen.

Der große Vorteil der Kombination ist ihre Vielseitigkeit.
Denn ein und dasselbe Sakko wirkt mit jeder Hose ganz anders.
Beispiel dunkelblauer Blazer. Das Teil, einreihig oder zweireihig
geschnitten, kann mit diesen Hosen getragen werden: dunkel-
graue Wolle, hellgrauer Flanell, beiger Gabardine, Khaki-
Chino, weinroter Cord, hellblaues Moleskin, rosa Twill oder
Denim. Das ergibt acht Looks mit einem Sakko! Und wir haben
noch lange nicht alle Farben durchgespielt.

Tweed bietet noch mehr Möglichkeiten. Schließlich gibt es
das rustikale Streichgarngewebe in zahllosen Farben und
Dessins. Das potenziert die Kombi-Möglichkeiten mit den
Hosen. Aber Vorsicht: In einfallslosen Zusammenstellungen
kann so ein kariertes Tweedteil reichlich bieder aussehen. Das
gilt auch für den Marineblazer mit Goldknöpfen. Wenn Sie
nicht aufpassen, sehen Sie damit aus wie die Karikatur eines
Playboys. Das passiert garantiert nicht, wenn Sie unsere Tipps
zur perfekten Kombination beherzigen:

Tipps für die perfekte Kombination

1. Bei Tweed authentische Teile kaufen

Ob nun aus dem Secondhandladen oder vom englischen
Herrenausstatter – Tweedsakkos müssen authentisch sein.
Pseudo ist bei den Teilen ganz fatal. Authentisch bedeutet
leicht tailliert, Schlitz (in der Mitte) oder Schlitze (an den
Seiten), drei Knöpfe aus Horn, leicht angeschrägte Taschen.
Der Stoff ist rau und so hart im Nehmen, dass Sie ihn im Leben
nicht abnutzen.

2. Vorsicht mit Anzugjacken

Im Prinzip ist nichts dagegen zu sagen, eine graue Anzugjacke zur Chino oder schwarzen Wollhose anzuziehen. Traditionalisten schütteln da zwar den Kopf, als moderne Version der Kombination ist so was aber okay. Aber Vorsicht bei Nadelstreifen, die wirken so businessmäßig, dass sie zu einer Casualhose überhaupt nicht aussehen. Deshalb die Faustregel: Einfarbige Stoffe und Karos sind problemlos zu kombinieren, Streifen dagegen gefährlich.

3. Das sieht spießig aus!

Was ist spießig, was nicht? Darüber lässt sich lange streiten. Über die folgenden Punkte gibt es aber keine Diskussion: zweireihige Karosakkos, Blazer in Petrol, Senfgelb und Dunkelviolett, nagelneue Tweedjacken mit Lederflicken an den Ellenbogen, eingestickte Wappen auf Blazer-Brusttaschen, blaue Schalkragenstrickjacken mit Goldknöpfen. Nicht spießig, aber potenziell bieder sind Marineblazer mit dunkelgrauen Flanellhosen, seidene Halstücher, gelbe V-Ausschnitt-Pullover und weiß abgesetzte Hemdkragen.

CHECKLISTE FÜR DEN ANZUGKAUF

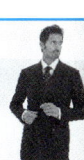

Je genauer Sie Ihren Bedarf kennen, desto besser. Deshalb sollten Sie erst auf Shoppingtour gehen, wenn der Traumanzug vor dem inneren Auge sichtbar geworden ist. Wenn Sie sich mit diesen Fragen ins Gebet genommen haben, ist das garantiert der Fall:

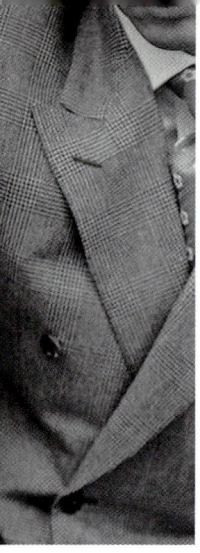

1. Wann will ich ihn tragen?

Ist der Anzug Berufskleidung (denn Sie sind Banker oder Bestatter)? Oder besteht Anzugbedarf, weil Sie zu einer Hochzeit eingeladen sind? Gilt es Dresscodes zu beachten?

Antwort: Wer den Anzug im Job tragen muss, braucht was Klassisches in dunklen Blau- oder Grautönen. Auch unauffällige Muster sind okay.

2. Ist er für draußen oder drinnen?

Sitze ich in einem überheizten Büro oder einem zugigen Altbau? Muss ich mich beim Job viel bewegen oder werkele ich nur mit dem Kopf? Bin ich öfter draußen unterwegs oder verläuft der Arbeitsweg Wohnung–Auto–Büro–Auto–Wohnung?

Antwort: Stubenhocker sollten was Leichtes bis Mittelschweres nehmen. Wer ständig rein- und rausmuss, braucht eine mittlere Gewichtsklasse. Wichtig: Das Gewebe sollte locker und offen gewebt sein, das macht es luftdurchlässiger.

3. Wie oft will ich ihn anziehen?

Ist er für jeden Tag ins Büro oder für einmal in der Woche zum Ausgehen? Trage ich ihn ein einziges Mal bei der eigenen Hochzeit oder will ich damit bei einer Quizsendung auftreten?

Antwort: Je feiner der Stoff, desto empfindlicher. Das heißt umgekehrt: Je seltener das Teil zum Einsatz kommt, desto weniger muss es abkönnen. Wer den Anzug also nur einmal im Monat trägt, darf zum kapriziösen Luxus-Zwirn greifen.

4. Wie viele Anzüge habe ich schon, wie viele werden es sein?

Erstehen Sie den Anzug zusätzlich zu drei Dutzend Outfits, die schon im Schrank hängen, oder besitzen Sie noch gar keinen? Brauchen Sie ein Allround-Teil oder werden noch weitere dazukommen?

Antwort: Wer täglich Anzug trägt, braucht auf die Dauer fünf Stück, vorausgesetzt, er will jeden Tag ein anderes Outfit. Sonst tun es auch drei Teile. Bis die zusammen sind, sollten vielseitige Grundtöne auf der Einkaufsliste stehen. Danach kann es auch mal ein reiner Sommeranzug sein, aus Baumwolle oder Leinen. Oder ein Smoking.

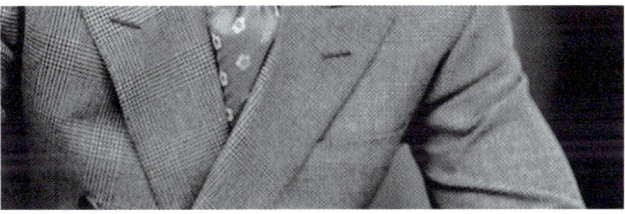

5. Was kann und will ich anlegen?

Muss jeder Euro dreimal umgedreht werden oder können Sie einen Lottogewinn verpulvern? Kostet Ihre Anzugsammlung den Nachwuchs das Studium oder spielt Geld keine Rolle? Mit anderen Worten: Müssen Sie Kompromisse machen oder darf es vom Feinsten sein?

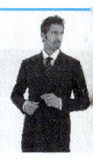

Antwort: Wer Klassik sucht, sollte immer versuchen, maximale Qualität fürs Geld zu bekommen. Das geht am besten im Ausverkauf beim Edelausstatter oder im Exklusiv-Secondhand. Für das mikroskopische Budget ist der Sale im Kaufhaus noch besser. Wer auf modische Eintagsfliegen aus ist, kommt am billigsten weg, da tut es z. B. H & M.

6. Brauche ich ihn sofort, bald oder in drei Monaten?

Muss ich in dem Teil morgen beim Vorstellungsgespräch glänzen oder geht es um das Outfit für Omas goldene Hochzeit im nächsten Herbst? Müssen Sie den Anzug in der Viertelstunde bis Ladenschluss finden oder ist Zeit für eine Sonderbestellung?

Antwort: Zeitdruck macht nervös und zwingt zu faulen Kompromissen. Deshalb so früh wie möglich auf die Suche

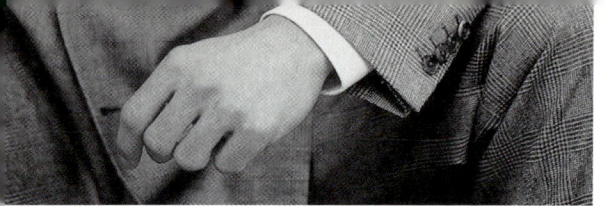

gehen, dann können Sie in Ruhe das Angebot vergleichen oder sogar Maßkonfektion bestellen. Ist die Deadline schon bedrohlich nah, ab zum gut sortierten Ausstatter. In seinem Angebot werden Sie am ehesten auf Anhieb fündig.

7. Wo werde ich am besten beraten?

Gibt es in Ihrer Nähe ein gutes Fachgeschäft in der passenden Preislage? Oder nur einen Luxusausstatter für Millionäre? Sind die Verkäufer im besten Haus am Platze inkompetente Nervensägen oder haben sie was drauf?

Antwort: In der Wupper wird man nie ein Nugget finden und in der Modewüste keinen guten Anzug. Provinzler kommen deshalb um die Einkaufsreise nicht herum. Je nach Lage des Wohnorts kann dafür auch das benachbarte Ausland angesteuert werden. Rheinländer zieht es beispielsweise nach Antwerpen, Bayern nach Mailand.

8. Wen kann ich zum Shoppen mitnehmen?

Ist der beste Freund eine Niete in Sachen Styling? Nervt der Kollege durch Besserwisserei und dumme Kommentare oder sind Sie mit einer Freundin gesegnet, die wirklich Ahnung von Mode hat? Fragen Sie sich vor allem: Gönnen es Ihnen die Berater, wenn Sie am Ende besser aussehen?

Antwort: Zu zweit shoppen kann die Hölle sein, wenn der Begleiter weder Lust noch Ahnung hat. Deshalb nur jemanden mitnehmen, der geschmacklich auf der gleichen Wellenlänge liegt und zum Bummeln Zeit und Lust hat. Sonst rät er irgendwann aus Genervtheit zum Kauf, nur um endlich aus der Boutique rauszukommen.

LOOKS UND STYLING

Looks gibt es natürlich auch bei Anzügen. Hier die drei wichtigsten für den Anzug aus dem klassischen Sortiment:

1. Global Player

In der VIP-Lounge am Airport ist jeden Tag Modenschau. Auf dem Laufsteg Business-Looks aus aller Welt. Die Provenienz des Outfits ist meistens leicht zu erkennen. Jedenfalls dann, wenn das Styling typisch ist – typisch deutsch, englisch oder italienisch. Schwierig wird es erst, wenn die Kandidaten im Look der Global Player daherkommen. Ihn pflegen Vielflieger, die überall gut angezogen sein müssen. Ob nun in New York, Singapur, Moskau oder Zürich, bei Kälte, Regen oder Hitze. Ihr Erfolgsrezept: 1 a-Stoffqualität, diskrete Farben, neutraler Schnitt.

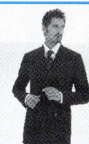

Einreiher mit zwei Seitenschlitzen, keine Weste.

Schnitt: Sakko mit schmaler Silhouette, klarer Schulterlinie, leicht tailliert.
Elegante Hosen, gerade geschnitten, mit zwei Bundfalten (eine je Hosenbein) und Gürtelschlaufen.
Stoff: Feines Kammgarn in Mittelgrau oder Taubenblau, wenn überhaupt gemustert, dann extrem dezent.

2. Business à la Italia

Ein Mythos sei vorweg gekillt: Stilbewusste Italiener lassen sich nie in Versace blicken. Der italienische Business-Look ist grundsätzlich extrem konservativ. Pfiff und Raffinesse stecken in Details, die nur Eingeweihte sehen: handgenähte Knopflöcher, Futter aus reiner Seide. Also Understatement pur. Und noch was muss gesagt werden: Italien liebt in Sachen Mode «made in England». Deswegen stammt der edle Zwirn ganz oft von englischen Webstühlen in Huddersfield.

Einreiher ohne Weste oder Zweireiher (mit Seitenschlitzen oder auch ohne).
Schnitt: Körperbetont, natürliche Schultern, schmale Hüften. Elegante Hosen mit Gürtelschlaufen und zwei Bundfalten.
Stoff: Anthrazit oder dunkelblau, schwarzes Seidenfutter oder halb gefüttert.

3. Klassisch britisch

James-Bond-Fans sind regelmäßig enttäuscht, wenn sie das erste Mal nach London kommen: Die Männer sehen ja gar nicht alle so aus wie Pierce Brosnan! Stimmt, der Durchschnittsengländer glänzt nicht gerade durch einfallsreiches Styling oder weltmännische Eleganz. Die Formel für das Outfit lautet nämlich bei 90 Prozent der Briten: Dunkelblauer Anzug, hellblaues Hemd, dunkelblaue Krawatte und schwarze Schuhe. Einziger Lichtblick sind die Sloane Rangers mit ihren gelben Hosenträgern und grell gestreiften Hemden sowie die paar Snobs, die sich noch einen vernünftigen Schneider leisten. Sie zeigen uns den klassisch britischen Look:

Einreihiger Anzug mit Weste oder Zweireiher. Der Einreiher oft mit langem Mittelschlitz, beim Zweireiher meistens Seitenschlitze.
Schnitt: Sanduhrförmig, also abgerundete Schultern, stark tailliert und betonte Hüften durch rockartig ausgestellte Schöße. Die Hosen beginnen in der Taille und enden in Knöchelhöhe, vom Bund zum Saum laufen sie trichterartig zu. Das leicht ausgebeulte Beinkleid hängt an farbigen Trägern aus Filz.
Stoff: Dunkelblau mit weißen Nadelstreifen, das Futter leuchtet knallrot.

4. MODERNES ANZUGSTYLING Der belgische Designer Stijn Helsen entwirft Mode im klassischen Gewand. Seine Anzüge sind deshalb beim jungen Businesseinsteiger genauso beliebt wie beim verwöhnten Klassik-Anhänger. Als Sprössling einer alten Schneider- und Ausstatterfamilie ist Stijn Helsen mit Nadel und Faden aufgewachsen, die schneidermäßige Verarbeitung seiner Kollektionen ist ihm besonders wichtig. Sein Tipp fürs Anzugstyling: «Ein moderner Anzug muss ein Allroundtalent sein. Im Büro tragen Sie ihn mit Hemd und Krawatte, zum Ausgehen oder am Wochenende mit offenem Kragen oder T-Shirt. Das geht nur, wenn er weich und natürlich geschnitten ist und sich total Ihrer Persönlichkeit unterordnet.»

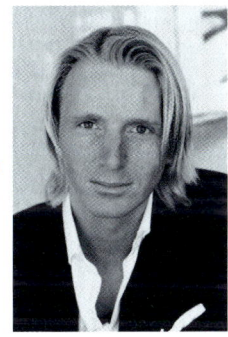

Der Anzug auf dem Prüfstand

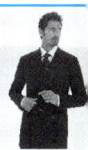

Im Schaufenster sieht er toll aus. Aber was taugt er im Alltag? Und vor allem: Ist er sein Geld auch wert? Sie müssen kein Hellseher sein, um das herauszufinden. Es reicht schon, den Anzug genau unter die Lupe zu nehmen und die richtigen Fragen zu stellen.

Die Einstiegsfrage: *Wer oder was steht auf dem Label?*

Was wohl, natürlich der Name des Produzenten. Irrtum! Die meisten Etiketten nennen nur den Namen der Firma, die den Anzug vertreibt. Nur ganz selten finden wir dort auch den Schriftzug des eigentlichen Konfektionärs. Es macht aber Sinn, Anzüge von dem zu kaufen, der sie schneidert. Dann wissen Sie erstens, wo die Teile herkommen, und sparen zweitens die saftige Marge der Zwischenhändler (sprich der Designerlabels, die nur herstellen lassen).

Wo kommt der Stoff her?

Oft finden wir an der Innenseite des Sakkos mehrere Labels. Eines davon nennt die Marke, ein anderes weist meistens auf die Herkunft des Stoffs hin: «Woven on the British Isles» kann da genauso prangen wie der Name einer italienischen Weberei oder der eines Tuchgroßhändlers. Schwammige geographische Angaben haben wenig Aussagekraft, bekannte Namen wie Loro Piana oder Scabal versprechen dagegen Qualität.

Was ist es für ein Stoff?

Einen Anzug aus Kunstfaser hängen Sie bitte gleich wieder zurück auf die Stange. Wenn Sie auf Synthetik stehen, schneidern Sie sich lieber was aus alten Plastiktüten, so ein Outfit kostet wenigstens nichts. Ansonsten kommen aber nur natürliche Fasern wie Wolle, Baumwolle, Leinen, Seide oder Kaschmir infrage.

Das Mindeste, was man bei Wolle erwarten darf, ist der Hinweis «Reine Schurwolle». Das bedeutet, der Stoff wurde aus frisch geschorener Wolle gewebt und nicht aus recycelten Faserresten und Altkleidern. Genau das bedeutet nämlich das zum Verwechseln ähnliche Prädikat «Reine Wolle» (siehe auch Textil-ABC, S. 69).

Die Aussagen «Wolle und Kaschmir» oder «Wolle und Seide» rechtfertigen ohne Prozentangabe keinen höheren Preis. Denn der Anteil der edlen Fasern ist oft verschwindend gering, er kann sich beispielsweise auf den Faden des Nadelstreifens beschränken.

Woraus besteht das Futter?

Synthetikfasern wie Nylon sind beim Futter absolut tabu, es sei denn, Sie wollen sich überflüssige Pfunde runterschwitzen. Besser ist atmungsaktive Viskose.

Lassen Sie sich nicht von dem Begriff «Bemberg-Seide» blenden. Das ist zwar ein sehr schöner Futterstoff, mit Seide hat er aber nichts zu tun. Bemberg ist ein Gewebe auf Zellulosebasis, das sich lediglich wie Seide anfühlt.

Naturfreunde sehen Bembergfutter übrigens gar nicht gern, weil seine Herstellung nicht gerade umweltfreundlich ist.

Echte Seide wird bei Kleidung von der Stange so gut wie nie als Futterstoff verwendet, wenn doch, steht irgendwo «Reine Seide».

Wie ordentlich ist das Teil verarbeitet?

Ein wichtiger Qualitätstest in jeder Preislage: das Niveau der Verarbeitung. Das kann gut an der Hose abgelesen werden, denn da verbirgt kein Futter das Innenleben. Am besten das Beinkleid auf links drehen und checken, wie ordentlich Nähte und Säume aussehen.

Die besseren Hosen sind meistens bis zum Knie gefüttert, natürlich mit Baumwolle oder Viskose und nicht etwa Nylon. Der Bund ist innen schön mit Futterstoff ausgekleidet, die Taschenbeutel sind solide aus Baumwolle gearbeitet, und es gibt einen Riegel, der sich innen festknöpfen lässt. Ganz pauschal gilt: Je liebevoller und detailreicher die Hose von innen ausgestattet ist, desto besser die Gesamtqualität des Anzugs.

Wenn die Hose eines unverkauften Anzugs nicht versäumt ist, stellt das übrigens keinen Mangel dar. Im Gegenteil, bei besseren Anzügen ist das sogar üblich. Denn die Länge muss fast immer individuell angepasst werden, wozu dann erst die Hose unten umnähen?

Wie verlaufen die Muster?

Heimwerker kennen es vom Tapezieren: Muster machen mehr Arbeit. Schließlich sieht es blöd aus, wenn ein breiter Streifen nicht gleichmäßig rechts und links vom Türrahmen verläuft. Das genau auszutüfteln ist schwierig. Genauso ist es beim Anzug mit Streifen: Die sollen nämlich ohne Abweichung über

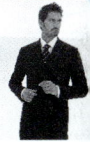

die Brusttasche verlaufen, die Klappen der Seitentaschen passen optimal ins Musterbild. Bei Karos müssen die waagerechten Balken zwischen Ärmeln und Brust aneinander stoßen. Perfekt kriegen das nur Firmen hin, bei denen von Hand zugeschnitten und genäht wird. Deshalb gilt die Faustregel: Je genauer die Dessins zusammenpassen, desto besser der Anzug.

Geklebt oder pikiert?

Damit das Sakko an der Brust Form bekommt und sich das Revers schön rollt, muss der Stoff vorn durch eine Einlage aus Leinen verstärkt werden. In der unteren und mittleren Preislage wird sie mit dem Stoff verklebt. Von der gehobenen Mittelklasse an aufwärts wird die Einlage dagegen mit dem Oberstoff vernäht, der Fachmann sagt «pikiert». Dadurch bleibt das Sakko vorn schön weich, der Stoff kann besser atmen und locker fallen.

Pikiert wurde früher von Hand, heute gibt es dafür Maschinen. Die erledigen das genauso gut, nur viel schneller. Ob die Einlage pikiert wurde, können Sie ganz leicht erkennen. Unter den Revers sehen Sie bei feinen Stoffen die winzigen Pikierstiche, in Taillenhöhe ist die Einlage zwischen Innenfutter und Oberstoff als dritte, lose Stoffschicht ertastbar. Also, Augen auf und zugegriffen!

Was sind das für Knöpfe?

Den Anzug der gehobenen Qualität schließen wir mit Knöpfen aus Naturmaterialien wie Büffelhorn, Steinnuss oder Perlmutt. Auf niedrigerem Niveau muss das Imitat aus Plastik reichen. Es kann verblüffend echt ausfallen, täuschen muss es Sie aber nicht. Denn beim echten Horn- oder Steinnussknopf sehen Sie am Rand feine Riffelungen.

Handgenähte Knopflöcher?

Bei teuren Sakkos darf der Kunde von Hand umsäumte Knopflöcher erwarten, sonst fehlt dem teuren Stück das Sahnehäubchen. Und wie erkennt man so ein Wunderwerk?

Stellen Sie sich vor, wie Knopflöcher gemacht werden. Beim Anzug aus dem Kaufhaus stichelt die Maschine erst die Kontur des Lochs, dann wird es aufgeschnitten. Diese Reihenfolge können Sie bei genauem Hinsehen an der faserigen Schnittkante erkennen.

Beim handgemachten Anzug geht es umgekehrt. Das Auge des Knopflochs wird mit einem Eisen ausgestanzt, der Schlitz aufgeschnitten und erst dann der Rand umsäumt. Dazu braucht es viele Stiche mit Knopflochseide, bei feinen Stoffen mehr als bei groben.

Sonst noch was von Hand gestichelt?

Eins ist klar: Auch ein Fabriksakko macht ziemlich viel Arbeit. Da gibt es keine Maschine, die vorn den Stoff schluckt und hinten das fertige Teil ausspuckt. Doch beim Billighersteller sind die Abläufe vereinfacht und rationalisiert, Zeitverlust ist in der knappen Kalkulation nicht drin.

In der Manufaktur geht es natürlich auch nicht mehr zu wie vor 100 Jahren, dennoch bremsen tausend kleine Handgriffe ständig das Tempo. Und jeder Mitarbeiter muss sich mächtig konzentrieren, um nicht zu patzen. Vor allem bei den Nähten, die dem Anzug den letzten Schliff geben. Wir finden sie an der vorderen Kante des Revers oder als Zierstiche an der Brusttasche und den Außennähten. Je mehr von Hand gestichelt wurde, desto teurer das Teil.

FÜR MEHR STOFF-KOMPETENZ: DAS TEXTIL-ABC

AUSRÜSTUNG

Der Stoff will mit der Ausrüstung nicht auf eine Bergtour gehen, die Rede ist vom abschließenden Veredelungsprozess. Er sorgt für Glanz und schönen Griff, kann das Gewebe bügelfrei machen oder ungenießbar für Motten.

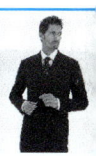

BINDUNG

Der Rhythmus, in dem Kette und Schuss miteinander verkreuzt werden. Es gibt drei Grundbindungen, von denen sich alle anderen Webarten ableiten lassen: Leinwandbindung, Köperbindung und Atlasbindung.

GARN

Garn spinnen heißt hier nicht flunkern, gemeint ist das Zusammendrehen von Fasersträngen. Je nachdem, ob sich zwei oder vier Faserstränge vermählen, heißt das Garn zweifach oder vierfach. Zudem wird noch nach Drehrichtung der Faserstränge (rechts oder links) unterschieden.

KAMMGARN

So heißen Fäden, die aus besonders feinen und langen Fasern gesponnen werden. Kammgarn nennen sich auch die aus diesem Garn gewebten Stoffe. Wegen der Länge der Fasern sind Kammgarngewebe besonders glatt und knitterresistent.

KETTE UND SCHUSS

Ein Gewebe entsteht durch das Verkreuzen von Längs- und Querfäden (siehe Bindung). Die straff gespannten Längsfäden heißen Kette, die Querfäden Schuss. Grund: Der Querfaden wird in einem festgelegten Rhythmus über oder unter der Kette «durchgeschossen».

MIKROMETER

Die heute übliche Maßeinheit für die Stärke von

Fasern und Garn. 1 Mikrometer $= \frac{1}{1\,000\,000}$ Meter.

Die Fasern der Merinowolle messen bis zu 24,5
Mikrometer, feinste Kaschmirfasern sogar nur 14 bis
16 Mikrometer. Früher war statt Mikrometer der
Begriff Micron gebräuchlich, er bedeutet zahlen-
mäßig dasselbe.

REINE SCHURWOLLE

Auf dem Etikett im Anzug sollte das auf jeden Fall
stehen. Reine Schurwolle ist nämlich vom lebenden
Schaf geschorene Wolle, die erstmals verarbeitet
wird. «Reine Wolle» reicht nicht, denn die wird nur
aus Produktionsabfällen und Lumpen recycelt.

STREICHGARN

Streichgarn wird aus kurzen bis mittellangen Fasern
gesponnen. Da die nie ganz parallel und glatt
zusammengedreht werden können, wirkt das Garn
haariger und voller. Typische Streichgarnstoffe sind
Tweed, Cheviot oder Saxony.

STOFFGEWICHT

Das Gewicht des laufenden Meters Stoff (gemessen
an einer 1,5 m breiten Stoffbahn). Als leicht gelten
Stoffe unter 200 g, 300 g liegen im mittleren
Bereich, 400 g und mehr sind Schwergewichte. Für
einen Anzug braucht der Hersteller etwa 3,5 m der
gewünschten Ware, 200 g Unterschied pro Meter fallen da spürbar ins Gewicht.

SUPER-100

Laut Internationalem Wollsekretariat heißt ein Stoff
«Super-100» wenn sein Garn aus Fasern von 18 bis
18,9 Mikrometern Durchmesser gesponnen wurde.
Viel Fasern dieser Stärke ergeben mehr Garn- und

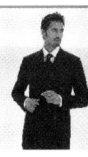

Stoffgewicht, wenig Fasern leichtes Garn und leichte
Gewebe. Super-100 steht also nicht automatisch
für Sommerstoffe. Deshalb lieber fragen, was der
betreffende Zwirn auf die Waage bringt.

ZWIRN

«Heißer Zwirn» sagen wir zu einem verschärften
Stoff. Eigentlich ist Zwirn aber nur ein Faden. Er entsteht durch das Verdrehen von mehreren Garnen,
die zusammen mehr Spannkraft haben und weniger
knittern.

STOFFKULT, KULTSTOFFE: KITON Lust auf Luxus? Dann kommen
Sie um Kiton nicht herum. Das Kultlabel aus Neapel liefert handge-
schneiderte Anzüge vom Feinsten aus den besten Stoffen der Welt.
Dass die nicht zum Discountpreis zu haben sind, dürfte klar sein.
Doch wer schaut schon auf die Mark, wenn er sich was Besonderes
gönnen will? Immerhin bekommen Sie für Ihr Geld ein Unikat. Denn
der Zwirn wird exklusiv für den süditalienischen Edelschneider
gewebt. Ciro Paone, Gründer und Inhaber der Kultmarke, erklärt,
warum: «Erstens sollen Sie bei mir immer etwas Unverwechselbares
bekommen, egal ob Sie nun einen Anzug aus Kaschmir, Baumwolle
oder Leinen kaufen. Zweitens sind die normalen Qualitäten nicht
gut genug für mich. Wenn eine Weberei mich beliefern will, muss
sie sich mehr als für jede andere Manufaktur anstrengen. Dadurch
entstehen immer wieder Stoffe, die es vorher noch nie gab.» Die
edlen Gespinste tut Ciro Paone bei Expeditionen nach Schottland
und England auf, die der leidenschaftliche Autofahrer mit seinem
deutschen Repräsentanten und Freund Harry Breidt regelmäßig
unternimmt.

Für ihre Fundstücke können sich die beiden Stoff-Freaks wie
Kinder begeistern: «Fassen Sie diesen Gabardine mal an. 210 g pro
Meter, so leicht gab es so eine Webart noch nie. Oder hier, ein
Tropical von nur 160 g, das hat nur Kiton.»

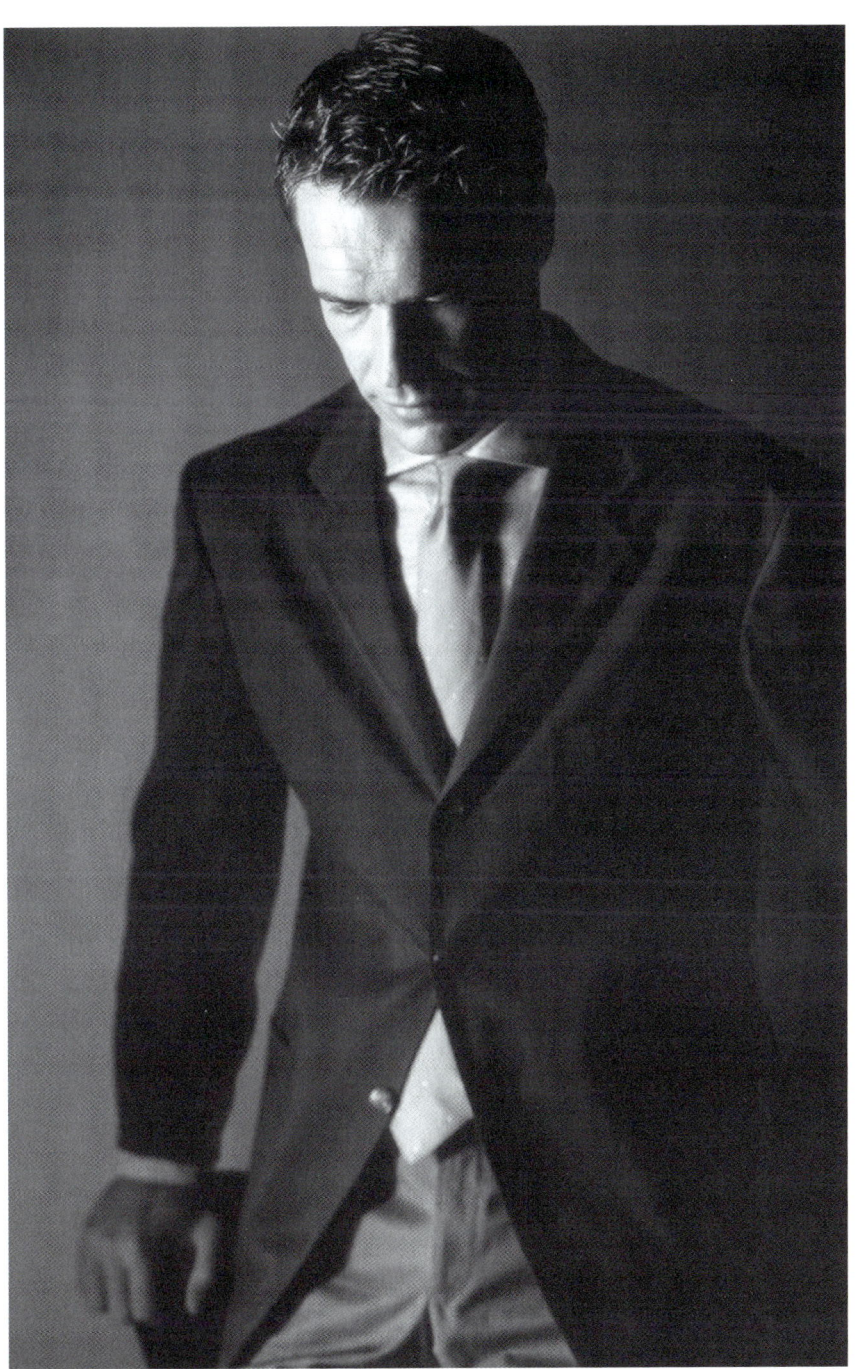

DER ANZUG AUF DEM PRÜFSTAND 73

WELCHE GRÖSSE FÜR MICH?

Viele Männer kaufen jahrelang Größe 52, bis sie irgendwann mal Maßkonfektion bestellen. Da erfahren sie nach dem Ausmessen, dass sie eine perfekte 102 sind. Schade, dass ihnen das vorher niemand gesagt hat. Deshalb erst korrekte Größe rausfinden, dann shoppen.

In der deutschen Konfektion richtet sich alles nach dem Brustumfang. Die Formel lautet: Halber Brustumfang = Konfektionsgröße. Aus einem Messwert von 100 cm errechnet sich demnach Größe 50. Aber nur, wenn Sie nicht größer oder fülliger sind als der Durchschnitt. Der Standard geht bei der 50 nämlich von 177 cm Länge und 88 cm Bundweite aus. Wer bei Brustumfang 100 cm 186 cm lang ist, braucht Größe 102. Wenn Sie beim gleichen Brustumfang 92 cm Bundweite statt der «normalen» 88 cm aufs Maßband bringen, verpasst Ihnen die Konfektion die Größe 25.

Bei den Briten und Amis geht das auf den ersten Blick einfacher. Die haben für jeden Brustumfang nur eine Größe, unsere 50 heißt bei denen 40. Unterschiedliche Körpergrößen und Figurentypen werden durch den Zusatz S, M oder L berücksichtigt. Wer also bei uns die 102 bekommen würde, müsste bei Marks & Spencer in London zu 40 L greifen, also der Langversion seiner Größe. Vorteil: Man muss sich nicht so viele Nummern merken. Nachteil: Der große Lange und der kleine Mollige haben ganz andere Proportionen als der Standard. Mit mehr oder weniger Sakkolänge ist ihnen nicht gedient. Das deutsche System ist für lange Kerls und stämmige Kampfkugeln deshalb besser geeignet.

So viel zur Theorie. In der Praxis sieht es aber so aus, dass jeder Hersteller seine eigenen Größen verwendet. Die Faustformel mit dem halben Brustumfang gilt dann zwar immer noch, aber wie sich Sakkolänge, Taillenweite oder die Ärmel dazu verhalten, ist eine ganze andere Frage. Deshalb passt uns eine Größe oft bei einem Label gut und bei dem anderen gar nicht. Da hilft nur Probieren, bis der am besten «passende» Hersteller gefunden ist. Der Handel teilt die Kompetenzen dabei so auf: Der italienische Schnitt ist perfekt für schlanke Idealfiguren, mit Obelix-Statur oder Schwarzenegger-Schultern sollten Sie sich besser an deutsche Labels halten.

FIGUR UND PASSFORM

Die Größe ist es nicht allein, die den Anzug passend macht. Ob er sitzt, hat auch sehr viel damit zu tun, wie wir gebaut sind. Denn selbst wenn die Größe rechnerisch stimmt, kann der Anzug trotzdem blöd an uns aussehen. Welcher Anzug zu welcher Statur passt, sehen Sie hier:

Figurentyp: Groß und schlank, gleichmäßige Proportionen.
Anzugtyp: Alles sieht gut aus.

Figurentyp: Klein bis mittelgroß, schlank, wohlproportioniert.
Anzugtyp: Freie Auswahl.

Figurentyp: Groß und breit, viele Muskeln.
Anzugtyp: Ein- oder Zweireiher, Hauptsache, dicht am Körper liegend, denn breite Schultern, breiter Brustkorb und schmale Hüften müssen nicht vorgetäuscht werden.

Figurentyp: Sumo-Ringer.
Anzugtyp: Auch der beste Maßschneider kann hier nichts verstecken. Ein- oder Zweireiher ist egal, Hauptsache der Anzug erhöht das Volumen nicht noch zusätzlich durch Schulterpolster oder zu viel Länge und Weite.

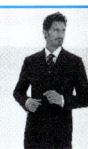

Figurentyp: Kurz und breit, muskulös, aber nicht dick.
Anzugtyp: Schmale Einreiher und Zweireiher ohne Schulterpolster, die Hosen so kurz und schmal wie möglich.

Figurentyp: Danny de Vito.
Anzugtyp: Ein- oder Zweireiher, schmal geschnitten, Jacken und Hose lieber einen Tick kürzer, weil zu viel Länge optisch staucht.

Figurentyp: Kampfkugel.
Anzugtyp: Ein- oder Zweireiher, natürlich geschnitten, also ohne Schulterpolster, Hosen auf keinen Fall zu weit und lang.

EIN TIPP VOM ALTMEISTER Ralph Anania, technischer Direktor bei der Manufaktur d'Avenza im norditalienischen Massa Carrara, ist absoluter Profi in Sachen Maßanzug. Mit sechs Jahren gab ihn seine Mutter in die Obhut des örtlichen Schneiders. Dort verdiente sich der kleine Ralph die ersten Lire für seine Bonbons, indem er heiße Kohlen in die Bügeleisen füllte, später durfte er mit Nadel und Faden aushelfen. Als er nach der Schule in die Lehre ging, beherrschte er sein Handwerk schon fast perfekt. Seit den Fünfzigern nimmt der Mode-Dino für d'Avenza bei VIPs aus Europa und den USA Maß, und heimst nebenher auch noch reihenweise Design-Trophäen ein, zum Beispiel beim internationalen Modebusinessclub IACDE. Für den Anzug gibt der Altmeister folgende Passformtipps: «Die Schultern sind das Geheimnis. Wenn die zu sehr abfallen, wirken Sie müde und profillos. Eine klar definierte Schulterlinie verleiht dagegen Präsenz. Die Kontur erreichen wir bei einem handgeschneiderten Anzug nicht durch Polster, sondern durch Schnitt und Verarbeitung. Achten Sie bitte auch auf die Weite der Hosen, sie sollte beim Anzug nicht zu schmal sein.»

DER BLICK AUFS DETAIL

Wenn auf den ersten Blick alles sitzt und Sie sich wohl fühlen, sollten Sie die Details checken. Und zwar in Ruhe, denn auf die Kleinigkeiten kommt es an. Den besten Überblick bekommen Sie in einem dreiteiligen Spiegel.

1. Kragen

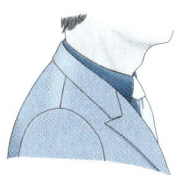

Der Kragen muss sich glatt anschmiegen und darf auf keinen Fall abstehen. Das Hemd muss unbedingt herausschauen, sonst ist der Kragen hinten zu hoch. Wenn sich unter ihm quer eine Falte hochschiebt, passt der Sakkoschnitt nicht zu Ihrer Schulterhöhe.

2. Sakkolänge

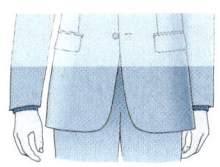

Die meisten Faustregeln zur Sakkolänge bringen nichts, denn je nach Stil des Anzugs kann etwas ganz anderes richtig sein. Sakkos im englischen Stil sind meistens länger, italienische Konfektionäre schneiden die Jacke dagegen kürzer zu. In jedem Fall sollte das Sakko Ihr Gesäß bedecken und sei es auch nur gerade eben so.

3. Taillenhöhe

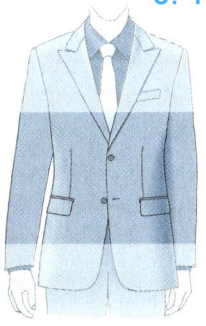

Die Taillenhöhe (also die Stelle, an der das Sakko am stärksten tailliert ist) entscheidet über den Gesamteindruck des Anzugs. Sitzt die Taille zu hoch, wirkt der Oberkörper kurz, sitzt sie zu tief, verkürzen sich die Beine. Im Idealfall sollte sie knapp über der echten Taille liegen (also der schmalsten Stelle Ihres Körpers). Dort, etwas über dem Bauchnabel, sollte auch der Schließknopf liegen (der obere beim Zweiknopfsakko, der mittlere des Dreiknopfsakkos).

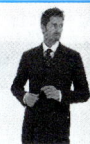

4. Schultern

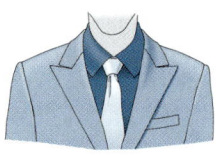

Wenn sich das Sakko um die Schultern wie eine Zwangsjacke anfühlt, ist es zu eng für Ihr Kreuz. Eine übertriebene V-Form sollte Ihr Torso durch die Anzugjacke aber auch nicht annehmen. Im Idealfall ist sie an den Schultern nur einen winzigen Tick breiter als sie selbst und nur minimal ausgepolstert.

5. Brust

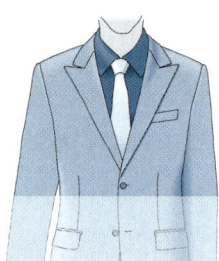

Erst mal müssen Sie die Jacke ohne Zerren schließen können, wenn nicht, fehlt es ihr an Brustweite. Davon hat das Sakko zu viel, wenn es vorn erst mit einem Kissen ausgestopft werden muss, damit die Brust gut anliegt.

6. Ärmel

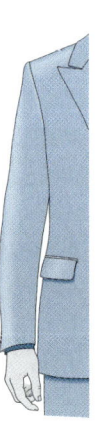

Der Stoff der Ärmel sollte an der Außenseite der Oberarme glatt herabfallen. Wenn Sie da sehr muskulös sind, wird das nur selten hinhauen. Kleine Abstriche bei der Passform sind in diesem Bereich aber nicht dramatisch. Die Ärmellänge soll jedoch unbedingt stimmen. Zu lange Ärmel lassen die Jacke nämlich insgesamt zu groß aussehen. Aber welches Maß ist korrekt? Unser Tipp: Die Armbanduhr sollte ein Stück herausschauen, allenfalls knapp bedeckt sein.

7. Hosenbund

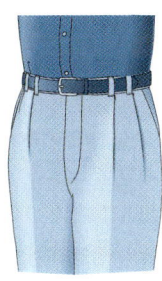

Die Bundweite stimmt, wenn die Hose auch ohne Gürtel gerade eben so nicht rutscht. Sonst wirft der überschüssige Stoff Falten, wenn der Lederriemen festgezurrt wird. Wenn die Weite okay ist, die Bundfalten aber aufklaffen, ist die Hose am Gesäß zu eng. Zur gleichen Diagnose kommen wir, wenn die Taschen aufstehen und sich Querfalten überm Hintern spannen.

8. Hosenlänge

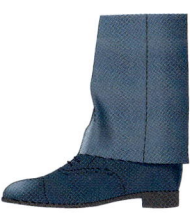

Deutsche Herrenoberbekleidungsfachverkäufer predigen es unermüdlich: Der Hosensaum muss vorn auf dem Schuh einknicken und soll hinten bis zur Mitte des Absatzes reichen. Kein Wunder, dass die meisten Deutschen ihre Hosen viel zu lang tragen. Richtig wäre: Die Hose kann vorn leicht einknicken, die Fersenkappe des Schuhs darf aber höchstens halb bedeckt sein. Sehr enge Hosen können in Knöchelhöhe enden. Merke: «Hochwasser» ist nur an Flussufern gefährlich.

Die Stoffarten

TIERISCHE FASERN

WOLLE

Reine Schurwolle ist das beste Rohmaterial für Anzugstoffe, denn die Faser ist formbeständig, elastisch und extrem strapazierfähig.

KASCHMIR

Der pure Luxus aus dem weichen Unterhaar der Kaschmirziege. Die Mongolei liefert die Top-Qualitäten.

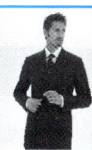

VIKUNJA

Ein südamerikanisches Kamel muss dafür seine seidigen Haare lassen. Da die Tiere aber klein und äußerst selten sind, kostet Vikunja ein Vermögen.

MOHAIR

Auch ein Ziegenhaar, nur nicht so teuer wie Kaschmir. Typisch Mohair ist der silbrige Glanz und seine legendäre Knitterresistenz.

GUANAKO

Seit die Preise für Kaschmir & Co. immer mehr anziehen, rückt auch das Haar des «Lama guanicoe» ins Blickfeld. Es liefert weiche Stoffe zum bezahlbaren Preis.

SEIDE

Wer das Understatement liebt, trägt Seide. Es gibt den edlen Stoff aus dem Kokon des Maulbeerspinners in Businessfarben und für den Sommer in Baumwoll-Optik.

PFLANZENFASERN

BAUMWOLLE

In Creme- und Brauntönen, Weiß, Oliv oder Blau: Baumwolle ist die erste Wahl für wahrhaft coole Sommeranzüge. Besonders luftig sind sie halb gefüttert. Einziges Manko: Die Hosen verlieren in null Komma nichts ihre Bügelfalte.

DIE PREIS-LEISTUNGS-FORMEL: WIE VIEL MUSS ICH ANLEGEN?

Ein Benz kostet mehr als der japanische Kleinwagen, bietet dafür aber auch mehr Qualität. Nicht nur bei Autos gilt dieser Zusammenhang zwischen Preis und Leistung, auch beim Anzug.

Der Preis addiert sich grob aus zwei Kostenpunkten: Stoff und Herstellung. Je mehr Tuch ein Konfektionär bei der Weberei abnimmt, desto weniger muss er blechen. Das heißt für den Verbraucher: Das Kaufhaus kann beim 200-Euro-Outfit einen annehmbaren Stoff bieten, weil er in riesigen Mengen geordert wird. Der Maßschneider an der Ecke nimmt beim Tuchhändler dagegen nur ein paar Meter pro Bestellung, deswegen müssen Sie dort den edlen Zwirn im Verhältnis am teuersten bezahlen.

Das feine Gewebe allein bringt es natürlich nicht, es muss auch noch verarbeitet werden. Wenn das Teil im Laden nachher 150 Euro kosten soll, geht das nur zu Dumping-Löhnen. Wo die gezahlt werden und unter welchen Arbeitsbedingungen, kann sich jeder ausmalen. Schon deshalb ist es besser, einen Anzug «Made in Europe» zu kaufen. Natürlich auch wegen der Qualität, denn die bleibt bei der Billigproduktion

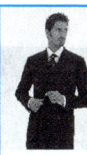

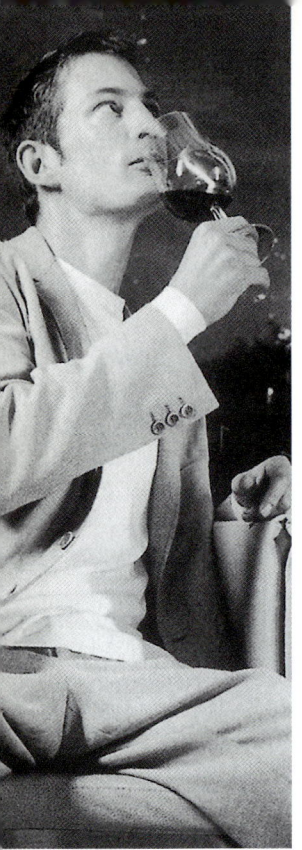

meistens auf der Strecke. Und es muss ja nicht gleich die handgemachte Nobelklamotte aus Italien, Deutschland und England sein. In Spanien, Portugal und Polen fertigen viele Konfektionäre auf hohem Niveau zum niedrigen Preis.

Obwohl mit jedem Hunderter mehr auf dem Preisschild die Stoff- und Verarbeitungsqualität steigt, erreichen wir die magische Grenze zwischen geklebter und pikierter Einlage erst ab rund 1200 Euro. Clevere Käufer sagen sich deshalb: Ich kaufe entweder ganz billig oder richtig gut. Im mittleren Bereich habe ich zwar den etwas besseren Stoff, die Verarbeitung bringt es aber auch noch nicht. Doch Vorsicht: Die Preis-Leistungs-Formel funktioniert nicht bei Designerlabels. Dort zahlen Sie nämlich vor allem für den Namen, unabhängig von Verarbeitungsqualität.

Zur Orientierung hier die wichtigsten Preislagen:

um 150 Euro: Anzüge aus Billigproduktion, okay für modische Eintagsfliegen, im Business allenfalls beim Azubi akzeptabel.

um 300 Euro: Der Anzug zum Discountpreis, allzu hohe Ansprüche an Schnitt, Stoff und Verarbeitung dürfen Sie noch nicht stellen.

um 450 Euro: Hier stoßen wir langsam ins solide Mittelfeld vor, mit etwas Glück und Geduld können Sie auf dieser Ebene etwas Annehmbares finden.

um 600 Euro: Rein statistisch schon die Luxusklasse, denn der Durchschnittsmann zahlt viel weniger.

1200 bis 1800 Euro: Auch wenn viele jetzt schlucken, die höheren Weihen in Sachen Anzug erreichen Sie erst in dieser Preisklasse.

ab 2300 Euro: An der Spitze ist es einsam, so viel oder mehr blättern nur ganz wenige hin.

Qualität für 500 Euro?
Ausnahmen bestätigen die Regel

Wie viel muss man für einen Anzug hinlegen? Kommt drauf an, was Sie suchen. Luxus werden Sie unter 1250 Euro nicht finden, ein vernünftiges Preis-Leistungs-Verhältnis aber sehr wohl. Zum Beispiel bei der hochwertigen Konfektion «Made in Germany» von Eduard Dressler. Sie setzt in diesem Preissegment den Maßstab für Qualität. Harald Mösel, Marketing-Direktor des Hauses, erklärt, warum: «Ein Anzug zeigt seine inneren Werte nicht nach dem ersten oder zweiten Tragen, erst wenn er nach 15 oder mehr Einsätzen immer noch gut ausschaut, taugt er was. Unser Produkt besteht den Langzeit-test, deswegen greifen laut einer SPIEGEL-Studie 86 Prozent der Käufer wieder zu Eduard Dressler.» Dafür gibt es einen weiteren Grund: Die Anzüge passen gut und sind bequem. Zufall sei das nicht, betont Harald Mösel: «Bei uns werden Brust- und Rückenteile sowie die Ärmel des Sakkos in Form gebügelt. Nur das gewährleistet den anatomisch korrekten Sitz entsprechend der S-förmigen Wölbung Ihrer Wirbelsäule und der Beugung der Arme. Zudem statten wir unsere Anzüge mit einem hohen, körpernahen Armloch aus.»

STREIFEN, KAROS ODER UNI: WAS GEHT BEIM BUSINESSANZUG?

Nieten in Nadelstreifen? Das muss nicht sein. Schließlich gibt es für den Business-Look noch viele andere Stoffe:

UNI

Dunkle Blau- oder Grautöne, glatt oder mit ausgeprägter Struktur – damit liegen Sie nie daneben. Im
Sommer darf das Ganze leichter und ein bisschen
heller sein.

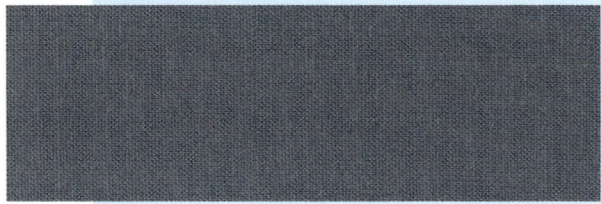

NADELSTREIFEN

Weiße Nadelstreifen auf Dunkelblau – immer noch
die Uniform in Londons City. Etwas Wagemutigere
trauen sich auch goldene, rote oder grasgrüne
Streifen.

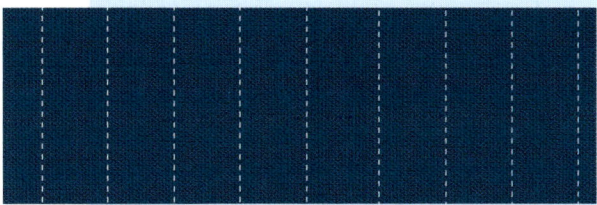

KREIDESTREIFEN

Der große Bruder des Nadelstreifens kommt auf mit-
telgrauem Flanell besonders gut. Es gibt ihn auch als
sommerliches Leichtgewicht.

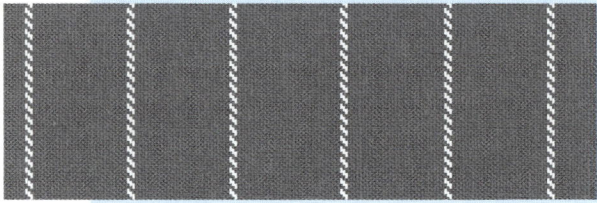

GITTERKARO

Ein weites Gitterkaro aus Nadel- oder Kreidestreifen
ist in Weiß auf Blau (oder Grau) das etwas andere
Business-Dessin.

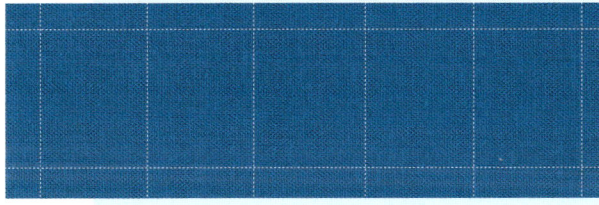

FISCHGRAT

Fischgrat ist nicht für Tweed reserviert, als feiner
Kammgarnstoff ist er in Grau oder Blau perfekt für
den Wallstreet-Look.

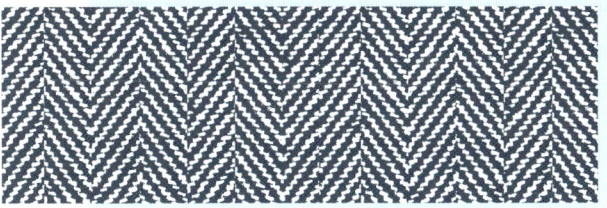

FISCHGRAT UND STREIFEN

Fischgrat und Streifen passen gut zusammen. Nicht
ganz so konservativ wie Nadelstreifen, trotzdem eine
bank- und börsentaugliche Wahl.

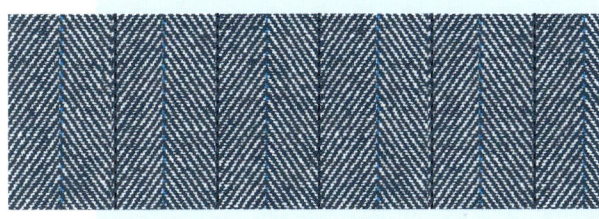

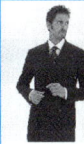

PICK-AND-PICK

Von weitem einfarbig, aus der Nähe interessant. Für alle, die kein Dessin wollen, uni aber langweilig finden.

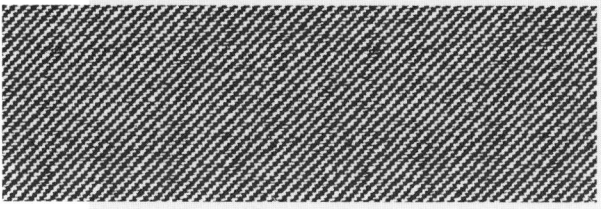

NAILHEAD, PINHEAD UND PFAUENAUGE

Drei Dessins, zum Verwechseln ähnlich. Die Spur von Weiß auf Blau oder Grau macht diese Stoffe leicht zu kombinieren.

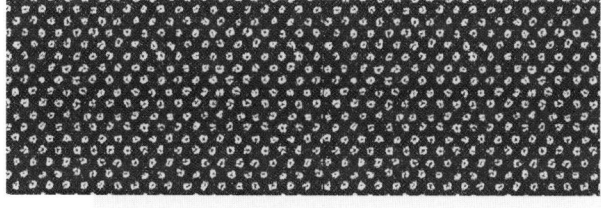

GLENCHECK

Ein Businessklassiker, in der Light-Version auch im Sommer tragbar. Ein hellblaues Überkaro macht die Ware zum perfekten Partner für das Hemd im Himmelston.

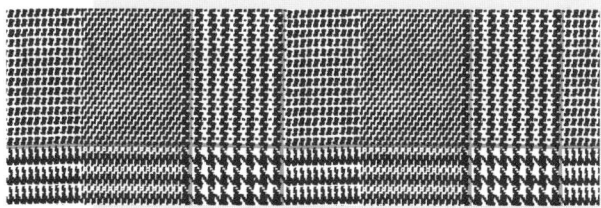

WAS MAN ÄNDERN KANN

Kleidung von der Stange heißt auf Englisch «ready-to-wear». Sprich: Ich kann das Teil sofort anziehen. Von wegen! Erst muss die Hose gekürzt werden. Das bedeutet in der Regel eine Woche Wartezeit. Wenn zusätzlich am Sakko rumgebastelt wird, dauert es noch länger bis zur Premiere der Neuerwerbung. Das nervt! Zudem droht die Gefahr, dass die Änderung das Problem verschlimmbessert. Um Ihnen und Ihrem neuen Anzug das zu ersparen, erklären wir die wichtigsten Änderungsmaßnahmen – samt Erfolgsprognosen.

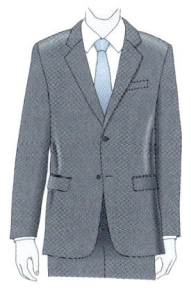

Problem: Das Sakko ist in der Taille zu weit.
Lösung: Zu viel Weite wird an den Seitennähten herausgenommen.
Schwierigkeitsgrad: Niedrig.
Zeitaufwand: Mittel.
Preis: Mittel.
Fehlerrisiko: Niedrig
Ändern? Auf jeden Fall.

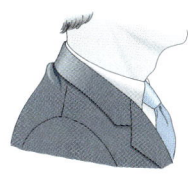

Problem: Unterhalb des Kragens wirft sich eine Nackenfalte.
Lösung: Überschüssiger Stoff wird an den Schulternähten entfernt.
Schwierigkeitsgrad: Niedrig.
Zeitaufwand: Mittel.
Preis: Mittel.
Fehlerrisiko: Niedrig, wenn Profis am Werk sind. Aber nicht jeder Verkäufer kann die Änderung korrekt mit Nadeln abstecken.
Ändern? In guten Geschäften dürfen Sie es wagen.

Problem: Der Kragen steht am Nacken ab.
Lösung: Der Kragen wird verkürzt.

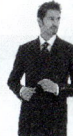

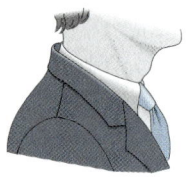

Schwierigkeitsgrad: Hoch
Zeitaufwand: Hoch.
Preis: Hoch.
Fehlerrisiko: Hoch. Wenn der Kunde beim Abstecken den Kopf anders hält als sonst (zu weit nach vorn oder nach hinten), geht es garantiert daneben.
Ändern? Eher nicht, besser nach einer anderen Jacke Ausschau halten. Wenn das Problem ständig auftritt, liegt es an Ihrer Figur. Dann Maßkleidung in Erwägung ziehen.

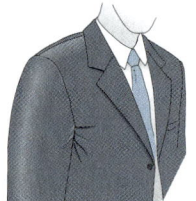

Problem: Das Sakko kneift unter den Armen, weil das Armloch zu hoch sitzt.
Lösung: Das Armloch wird vergrößert.
Schwierigkeitsgrad: Hoch.
Zeitaufwand: Hoch.
Preis: Hoch.
Fehlerrisiko: Relativ hoch, weil sich eine Änderung am Armloch fast überall am Sakko negativ auswirken kann. Besser eine andere Jacke probieren.
Ändern? Lieber nicht.

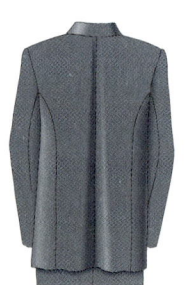

Problem: Am Rücken ist zu viel Stoff, es bildet sich senkrecht eine große Falte.
Lösung: Die Rückenbreite wird korrigiert.
Schwierigkeitsgrad: Mittel.
Zeitaufwand: Mittel.
Preis: Mittel.
Fehlerrisiko: Bei einfarbigen Stoffen gering. Bei Streifen oder Karos sind Probleme dagegen vorprogrammiert, weil das Muster sich nach der Änderung nicht mehr wie ursprünglich geplant auf dem Rücken verteilt. Bei Sakkos mit Seitenschlitzen stimmt anschließend oft die Breite des Rückenteils nicht mehr, zudem bildet sich durch diese Änderung nicht selten ein Hohlkreuz im Sakkorücken.

Ändern? Möglichst nur dann, wenn bei einfarbigen Stoffen ganz wenig im Taillenbereich herausgenommen werden muss. Sonst eventuell einen anderen Anzug probieren.

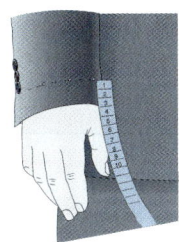

Problem: Die Ärmellänge stimmt nicht.
Lösung: Der Ärmel wird gekürzt oder verlängert.
Schwierigkeitsgrad: Relativ niedrig, vorausgesetzt, die Knopflöcher am Ärmelschlitz sind nur Attrappe.
Zeitaufwand: Mittel.
Preis: Mittel.
Fehlerrisiko: Erstaunlich groß für so eine simple Änderung. Wenn der Ärmel verlängert wird, bleibt bei feinen Stoffen oft die Kontur des eingestickten Knopflochs sichtbar. Beim Kürzen lassen manche Schneider einen oder zwei der Knöpfe weg, weil sie dann den Ärmelschlitz nicht umarbeiten müssen. Das kann sehr blöd aussehen. Ärgerlich ist es auch, wenn die Knöpfe nicht wieder exakt mit dem gleichen Garn wie beim Hersteller angenäht werden. Bei handgemachten Sakkos werden die Ärmel häufig gar nicht fertig gestellt, Knöpfe und Knopflöcher kommen erst nach dem Kauf dazu. Nur dann eine gute Sache, wenn der Laden auch handgemachte Knopflöcher nähen kann.
Ändern? Nur wenn ein sehr professionelles Atelier vorhanden ist.

Problem: Die Hose rutscht oder schnürt den Bauch ein.
Lösung: Die Bundweite wird angepasst.
Schwierigkeitsgrad: Niedrig.
Zeitaufwand: Gering.
Preis: Gering.
Fehlerrisiko: Sehr niedrig, jedenfalls was das Technische angeht. Manchmal findet sich aber nicht auf Anhieb die perfekte Bundweite (wenn sie zum Beispiel

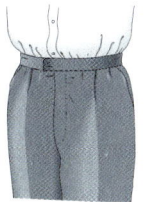

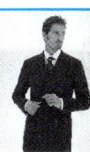

kurz nach einem opulenten Mittagsmahl gemessen wurde).
Ändern? Absolut.

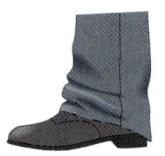

Problem: Die Hosenlänge stimmt nicht.
Lösung: Sie wird korrigiert.
Schwierigkeitsgrad: Niedrig.
Zeitaufwand: Minimal.
Preis: Minimal.
Fehlerrisiko: Kaum vorhanden. Außer, man hat sich nicht auf die richtige Länge geeinigt. Wichtig: Die Breite des Umschlags angeben, er wird sonst garantiert zu schmal bemessen. Und bitte jedes Hosenbein für sich abstecken lassen, das gleicht unterschiedliche Beinlängen oder schiefe Hüftlagen aus.
Ändern? Aber klar doch.

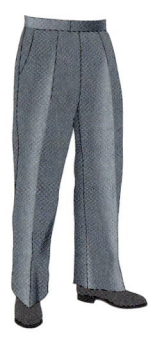

Problem: Die Hose ist im Bein oder am Fuß zu weit.
Lösung: Man ändert die Weite am Knie und am Fuß.
Schwierigkeitsgrad: Für einen Profi niedrig. Viele Kunden fragen nicht danach, weil sie die Hosenweite für unabänderlich halten oder gar nicht darauf achten. In guten Geschäften wird das Problem aber angesprochen.
Zeitaufwand: Mittel.
Preis: Mittel bis hoch.
Fehlerrisiko: Theoretisch gering, bei gemusterten Stoffen müssen waagerechte Karos wieder an den Seitennähten zusammenlaufen. Gefahren lauern ansonsten mehr im stilistischen Bereich. Wenn die neue Beinweite nämlich nicht mit viel Augenmaß gewählt wird, sitzt die Hose hinterher eng wie eine Wurstpelle oder bekommt Karottenform. Und die Fußweite sollte natürlich die richtige Relation zu den Schuhen haben.
Ändern? Auf jeden Fall, weil die Hosenweite einfach stimmen muss. Vorausgesetzt, Sie haben einen guten Änderungsschneider.

FLECKEN-ALARM! DAS EINMALEINS DER ANZUGPFLEGE

Ist der Anzug vom Fleckenteufel besessen, muss der Exorzismus sofort beginnen. Je länger sich der unreine Beelzebub im Stoff festsetzt, desto geringer die Erfolgschancen der Austreibung. Bearbeiten Sie das Böse dabei stets von außen nach innen (das soll verhindern, dass sich nach dem Trocknen Ränder und Ringe bilden), und testen Sie die Läuterungsmittel erst innen am Sakkostoff. Dann ist der Anzug nicht gleich reif für die Tonne, wenn Sie statt Reinigungsbenzin versehentlich das Olivenöl gegriffen haben.

Wie Sie im Einzelnen vorgehen müssen, sagt Ihnen die folgende Übersicht. Wenn die Hausmittel nicht helfen, bleibt nur die chemische Reinigung. Aber Vorsicht: Viele Betriebe gehen derart rabiat vor, dass der Anzug gar nicht ohne Blessuren davonkommen kann. Lädierte oder abgerissene Knöpfe sind dabei noch das geringste Übel. Viel bleibender sind die Schäden durch unsachgemäßes Bügeln. Deshalb ist dringend geraten, den Anzug nur ausgewiesenen Spezialisten anzuvertrauen (Ihr Ausstatter kennt bestimmt einen).

Staub

Nicht nur Eigelb und Tomatensoße bedrohen die Garderobe. Auch der Staub hat es auf den feinen Zwirn abgesehen. In Millionen von Partikeln setzt er sich im Gewebe ab, bis es irgendwann daran erstickt. Deshalb den Anzug nach jedem Tragen ausschütteln (auf Balkon oder Terrasse) und anschließend ausbürsten. Naturborsten reinigen den Stoff am schonendsten. Für robuste Wollstoffe sind Schweinsborsten die beste Kur, feine Kammgarnqualitäten und Kaschmir streicheln Sie besser mit einer weichen Ziegenhaarbürste. Danach

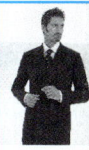

die Hosen entlang der Bügelfalte zusammenlegen und mit dem Sakko auf einem hölzernen Formbügel ausruhen lassen. Auf dünnen Plastikhängern verliert die Schulterpartie auf Dauer ihre weiche Rundung.

Falten

Ist der Stoff arg zerknittert, müssen Sie ihm ordentlich Dampf machen. Das ist wörtlich gemeint. Dazu lassen Sie heißes Wasser in die Wanne rauschen, bis sich dichter Nebel im Bad bildet (Fenster geschlossen halten!). Den Anzug hängen Sie dann eine halbe Stunde in die Dampfwolken. Das wirkt Wunder, Falten verschwinden, und die Fasern können obendrein Feuchtigkeit tanken – das macht sie wieder elastisch. Auch die feuchte Nachtluft tut gut, sie ist gleichzeitig das beste Mittel gegen Qualmgestank – ein Haken an der Wand von Ballon oder Terrasse ist deshalb unentbehrlich, wenn Sie sich viel unter Rauchern bewegen. Wenn die Bügelfalte an Schärfe verliert, nie direkt mit dem Eisen auf den Stoff, immer ein feuchtes Baumwolltuch dazwischen. Sonst bügeln Sie ungewollten Speckglanz in Ihr Beinkleid.

Schmutz

Trockenen, fettfreien Schmutz wie Sand, Holzspäne, Staub, Spinnweben oder Krümel entfernen Sie problemlos mit der Pflegebürste, Matsch sollte ausnahmsweise vorher trocknen. Anderenfalls reiben Sie ihn mit den Borsten tief ins Gewebe. Wer sich ständigen Fleckenärger ersparen will, sollte auf allzu helle und feine Anzugstoffe verzichten. Sie verzeihen Dreckspritzer und falsche Fleckenbehandlungen nur äußerst widerwillig, gedeckte und gemusterte Qualitäten von mehr als 300 g sind härter im Nehmen.

Blut

Ob nach Fausthieb oder Kollision mit Glastür – Nasenblut sieht nicht gut aus auf dem Blazer. Kaltes Wasser soll helfen, einigermaßen spurlos wirkt es aber nur auf ganz dunklen Stoffen.

Ei

Wer im Sakko frühstückt, muss mit Eigelbspritzern rechnen. Von groben Wollstoffen lassen sie sich nach dem Trocknen gut abkratzen. Bleibt noch was vom Gelb im Stoff, mit Reinigungsbenzin nachhelfen.

Fett, Butter, Öl

Wenn Sie Glück haben, tropft die flüssige Butter auf dunklen Tweed, da kann sie kaum was anrichten. Fettflecken auf hellen Stoffen bearbeiten Sie behutsam mit Fleckenwasser oder anderen Fettlösern.

Kaffee und Tee

Mit Reinigungsbenzin vorsichtig betupfen, danach die Stelle mit kaltem Wasser nachbehandeln.

Kugelschreibertinte

Reinigungsbenzin auf Lappen träufeln und den Schandfleck so lange abtupfen, bis er verschwunden ist. Auch die speziellen Reinigungstücher für Krawatten (von Silk & Clean aus Schweden) helfen.

Make-up-Grundierung, Lippenstift

Lippenstift am Sakkokragen, Puder am Revers? Hoffentlich von der Liebsten! Sonst leihen Sie sich besser nicht ihr Fleckenwasser, um diese Souvenirs zu entfernen.

Obst

Sofort mit kaltem Wasser auswaschen oder abtupfen. Wenn das nicht wirkt, mit Gallseife nachhelfen.

Schmierstoffe, Teer

Hat Sie das Auto angeschmiert? Feste Bestandteile sachte mit einem Messer abkratzen, danach kreisförmig von außen nach innen mit Reinigungsbenzin nacharbeiten. Die Reinigungstücher können hier ebenfalls Wunder wirken.

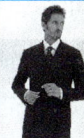

Schokolade

Wenn Sie Glück haben, war die Schokolade vorher noch im Kühlschrank. Harte Krümel können Sie nämlich abkratzen oder ausbürsten. Hat sich das süße Zeug ins Gewebe geschmiert, dann vorsichtig mit Waschbenzin behandeln.

Wachs

Warten, bis das Wachs ausgehärtet ist, dann vorsichtig mit stumpfer Klinge ablösen. Was im Gewebe sitzt, mit Benzin abtupfen. Oder Löschpapier auf die Stelle legen und heiß überbügeln. Sobald das Wachs wieder flüssig ist, wird es aufgesogen.

Wein, Spirituosen

Rotweinflecken mit Salz bestreuen und nicht zu knapp. Die weißen Kristalle ziehen die Flüssigkeit aus dem Gewebe. Bei dunklen Stoffen kann das schon die Rettung sein. Weißwein und farblose Spirituosen mit einem feuchten Lappen abtupfen (ob Sie damit Erfolg hatten, ist leider erst nach dem Trocknen erkennbar).

DAS RÄT DER FACHMANN: Beim deutschen Edel-Konfektionär Regent wacht Werner Meyer seit 1976 mit Argusaugen über die Qualität der handgenähten Teile. Erst wenn der gelernte Schneider sein Okay gegeben hat, darf ein Anzug das Haus verlassen. Die strenge Endabnahme enttarnt nicht nur versteckte Nähfehler, auch Flecken werden dabei aufgespürt und entfernt. Werner Meyer verrät, wie: «Geheimmittel habe ich nicht, ich arbeite mit ganz normalem Haushaltsspiritus, Gallseife, kaltem Wasser und fusselfreien Baumwolltüchern. Den Spiritus sprühe ich auf, überschüssige Flüssigkeit wird abgesaugt. Da Sie im Haushalt so ein Gerät nicht haben, müssen Sie den Spiritus auf einen Lappen geben und damit den Fleck bearbeiten. Die Gallseife bitte trocken auftragen, nach kurzer Einwirkzeit mit feuchtem Lappen vorsichtig abreiben. Reste von Klebeetiketten mit heißem Dampf erwärmen und dann vorsichtig abwischen.»

MASSANZUG?

Die Idee klingt super: Ein Ganzkörperscanner tastet uns von Kopf bis Fuß ab, der Computer mailt unsere Maße online an die Fabrik und drei Wochen später rollt der Maßanzug vom Band. Und das zum gleichen Preis wie Konfektion. Also endlich der Volksmaßanzug? Nein, so weit sind wir noch nicht. Denn der Scanner kann nur messen, Geschmack und Stilgefühl fehlen ihm aber.

Maßkonfektion funktioniert bisher auch ohne die Messmaschine, einfach analog per Maßband. Jedenfalls theoretisch. Wenn aber der Verkäufer beim Hantieren mit dem Maßband von seiner Süßen träumt, liegt sein Befund schnell mal um ein paar Zentimeter daneben. Die Folge: Das Teil passt nicht! Oder die Maßbestellung wird zum Roulette-Spiel, weil der Verkäufer nicht mit dem Maßband umgehen kann. Aber woher wollen Sie wissen, ob der Mann seinen Job versteht?

Bevor Sie sich auf das Abenteuer Maßkleidung einlassen, sollten Sie unbedingt erst die folgenden Fragen klären. Das garantiert zwar nicht den Erfolg, vermindert aber das Risiko eines Fehlschlags.

1. Ist man der Typ für Maßkonfektion?

Wer sich nie entscheiden kann oder im Wartezimmer nach fünf Minuten hibbelig wird, könnte Probleme kriegen. Denn für Maßkonfektion braucht es Entschlusskraft und Geduld.

2. Wie sieht es mit dem Vorstellungsvermögen aus?

Können Sie die Farbe Ihres Neuwagens anhand einer Lackprobe in Briefmarkengröße auswählen? Oder sehen Sie sich das «Blauschwarz» lieber vorher an einem leibhaftigen Auto an? Die meisten Maßkonfektionäre zeigen ihre Stoffe als kleine Läppchen im Format 15 x 20 cm, wie das als Anzug aussieht, kann sich nicht jeder vorstellen.

3. *Verstehen Sie was von Stoffen?*

Billiganbieter locken mit Maßkleidung zu Schnäppchenpreisen. Das Stoffangebot stammt dann meist aus Restposten und Konkursen. Da mag mal was Gutes dabei sein, doch wer kann das beurteilen? Wer sichergehen will, sollte nur bei renommierten Firmen bestellen oder ganz die Finger von der Maßkleidung lassen.

4. *Passt Ihnen die Marke?*

Damit das erste Mal nicht zur Enttäuschung wird, sollten Sie den Maß-Service Ihres Lieblingskonfektionärs antesten. Da wissen Sie nämlich ganz genau, welche Größe Ihnen auch von der Stange schon gut passt. Die Maßbestellung erspart dann die sonst üblichen Änderungen, böse Überraschungen in Sachen Passform drohen aber nicht.

5. *Nie ohne Fertigprobe*

Selbst wenn die Maßbestellung nur bei der Ärmellänge vom Konfektionsschnitt abweicht: Eine Fertigprobe kann nie schaden. Sie wissen ja: Shit happens! Besser, Sie bemerken den Fehler im Laden, wo er vielleicht sofort behoben werden kann. Haben Sie das neue Stück erst mal zu Hause, wird alles kompliziert.

Und immer daran denken: Ganz ohne Risiko geht es nicht!

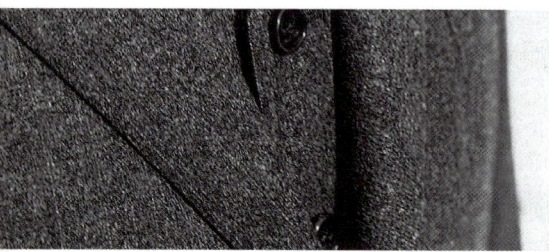

Wer Maßkonfektion antesten will, sollte wissen, was ihn erwartet. Der Ablauf ist meistens gleich. Es beginnt mit dem Besuch beim Herrenausstatter. Dort probieren Sie Sakko und Hose in Ihrer normalen Größe. Der Verkäufer prüft, wie alles sitzt, und legt Änderungen fest. Wenn nötig, greift er auch zum Maßband, beispielsweise um die Sakkolänge zu ermitteln. Nun fragt er Sie nach Details: Wie Sie sich die Taschen wünschen (angeschrägt oder gerade, mit Klappen oder aufgesetzt?) oder wie viele Knöpfe Sie am Ärmel sehen wollen. Danach können Sie den Stoff aussuchen. Wenn Sie fündig geworden sind, wählen Sie noch Futter und Knöpfe aus, dann ist Ihr Part beendet.

Der Ausstatter schickt die Bestellung zur Fabrik. Dort werden Messwerte und Wünsche in den Computer eingegeben und am Bildschirm erscheint Ihr persönliches Schnittmuster. Ein Plotter zeichnet es auf Papier, davon wird es auf den Stoff übertragen. Nach dieser Vorlage schnippelt dann der Zuschneider die Einzelteile mit Schere oder Elektromesser aus. Nun wird alles zusammengenäht und zurück an den Ausstatter geschickt. Der betet jetzt, dass wenigstens der Stoff stimmt, denn Verwechslungen kommen vor. Wenn so weit alles richtig ist, sagt er Ihnen Bescheid.

Jetzt wird es spannend! Wurden die Maße genau genug gemessen, wurden alle Sonderwünsche von der Fabrik berücksichtigt? Vor allem: Gefällt Ihnen der Stoff auch noch als ganzer Anzug? Das fragen Sie sich genauso wie der Verkäufer. Denn er kennt das Geschrei aus leidvoller Erfahrung: «Was ist denn das für ein Stoff? Den habe ich nie und nimmer bestellt. Und wieso ein weinrotes Futter? Ich wollte Grün!» Aber jetzt ist alles zu spät, Augen zu und durch. Keine Angst, der Supergau ist zum Glück selten, meist geht es mit ein paar minimalen Änderungen ab. Und Sie können den Laden als stolzer Träger eines Maßanzugs verlassen.

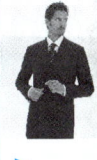

DER PROFI-TIPP Nikolaus Degorsi leitet bei der deutschen Anzug-Manufaktur Regent die Maßabteilung. Deswegen ist er ständig mit Maßband und Stoffproben in Deutschland und Europa auf Achse. Und zwischendurch muss er sich auch noch in den Flieger schwingen, wenn mal wieder ein frisch gewählter Präsident ein paar Anzüge «Made in Germany» ordern will. Sein Tipp in Sachen Maßanzug: «Achten Sie darauf, dass richtig gemessen wird. Das Maßband muss waagerecht um Brust, Taille und Hüften gelegt werden. Hängt es schräg, kann der Messwert nicht genau stimmen. Und bitte sagen Sie, wie der Anzug sitzen soll, eng oder weit. Aus den ermittelten Zahlen geht das nämlich nicht hervor. Wenn Sie das erste Mal bestellen, können Sie bei uns eine Rohprobe anfordern. Dann ist der Anzug nur provisorisch zusammengenäht und wir können noch alles ändern.»

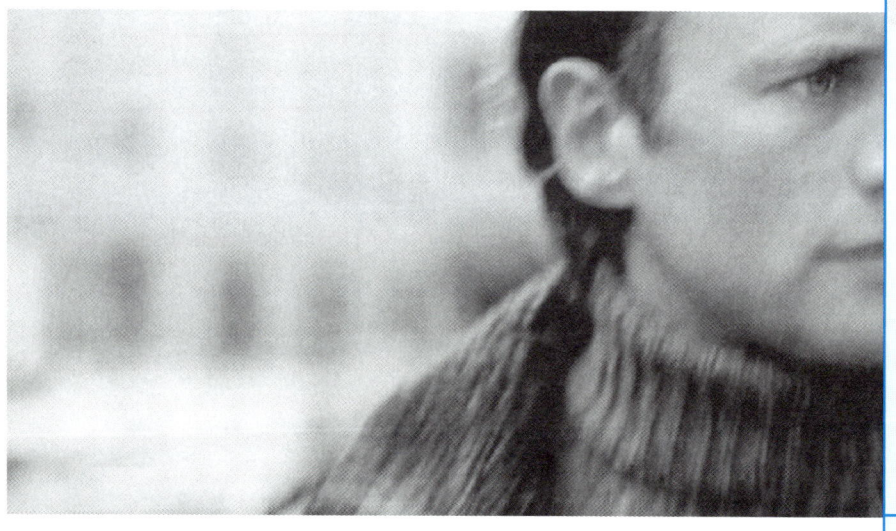

FAQs – Die häufigsten Fragen zum Anzug

Frage: *Wozu dient der weiße Faden, der bei teuren Sakkos durch die Schulternaht gefädelt ist?*

Antwort: Das ist ein optischer Gag, der den Kunden beeindrucken soll. Maßanzüge werden für die Anprobe nämlich mit weißen Baumwollfäden zusammengeheftet, daran soll der Faden erinnern. Eine Funktion hat er nicht.

Frage: *Ist es ein Qualitätsmerkmal, wenn ich die Ärmelknöpfe öffnen kann?*

Antwort: Nur dann, wenn die Knopflöcher auch von Hand umsäumt sind. Das ist bei handgemachten Anzügen nämlich so üblich. Eigentlich sind funktionierende Knöpfe bei Anzügen von der Stange aber ein Nachteil, denn die Ärmellänge kann nicht ohne weiteres korrigiert werden.

Frage: *Müssen sich die Knöpfe am Ärmel leicht berühren oder «küssen»?*

Antwort: Die Schneider in Neapel ordnen die Knöpfe am Ärmel gern so an. Solange sie nur leicht aneinander stoßen und sich nicht überlappen, sieht das auch gut aus. Ein Muss ist es nicht.

Frage: *Kann ich die Sakkolänge ändern lassen?*

Antwort: Das sollte unbedingt vermieden werden, weil die Taschen dann nicht mehr auf der richtigen Höhe liegen.

Frage: *Warum darf man Anzüge nicht in die Waschmaschine stecken?*

Antwort: Die einzelnen Komponenten des Anzugs, also Oberstoff, Futter und Einlagen, könnten unterschiedlich stark einlaufen. Der Anzug würde sich völlig verziehen.

3. KAPITEL

Das Hemd

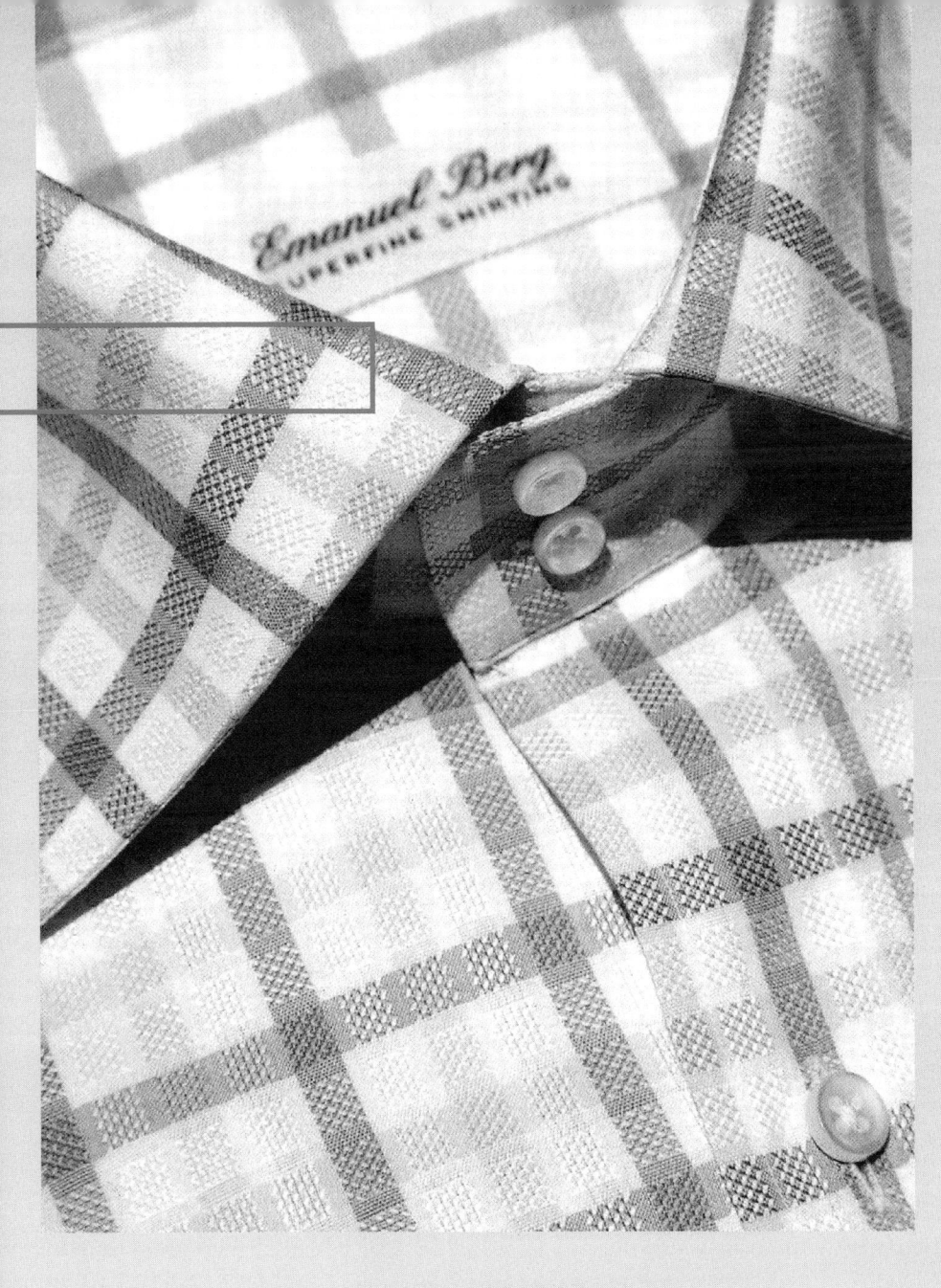

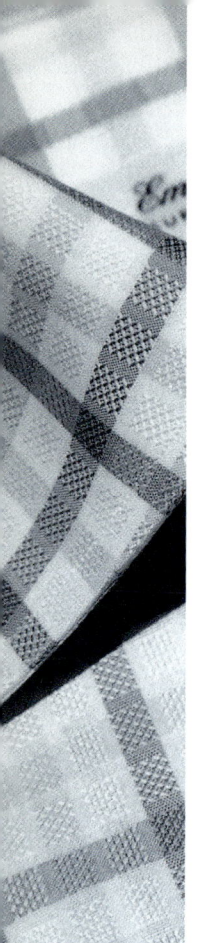

Stiefkind des Budgets

Styling ist ein Mosaik: Wenn alles perfekt sein soll, muss jedes einzelne Element stimmen. Natürlich auch das Hemd. Leider wird es oft unterschätzt und vernachlässigt. Dafür gibt es viele Ursachen. Häufig ist zu hören: «Ich verbrauche so viele Hemden, was Teures lohnt sich nicht für mich.» Oder: «Ich habe einen starken Bartwuchs, der ruiniert nach kurzer Zeit den Kragen. Soll ich dauernd teure Hemden wegschmeißen?» Das mag ja alles richtig sein, aber wer kauft schon Billigreifen, bloß weil sie sich abnutzen? Davon abgesehen wird ein gutes Hemd durch die raue Stelle am Kragen nicht unbrauchbar. Im Gegenteil: Betrachten Sie die Kratzspur Ihres Bartes als Patina.

Natürlich kann nicht jeder 180 Euro oder mehr für ein Hemd hinlegen. Muss auch niemand. Es würde reichen, wenn die Summe ein bisschen über dem Durchschnitt liegt. Herr Mustermann berappt nämlich nur magere 10 Euro pro Hemd, das ist gerade mal der Gegenwert von drei Weizenbier im Biergarten. Etwas mehr müsste Ihnen das Hemd aber schon wert sein, wenn Sie Ihr Styling nach vorn bringen wollen. Nämlich mindestens das zehnfache, also einen Hunderter. Aber das ist wirklich Minimum, denn richtig Freude haben Sie erst ab 100 Euro aufwärts. Doch die Investition lohnt sich, denn Sie werden besser aussehen! Aber nur, wenn Sie wissen, worauf es beim Hemdenstyling ankommt.

Das Wichtigste sind korrekte Kragenweite und Ärmellänge, wenn die nicht stimmen, geht der Look schnell daneben. Häufigstes Manko: Der Kragen ist zu weit, das Hemd sieht aus, als wäre es vom großen Bruder geliehen. Stylingfehler Nr. 2 ist die falsche Ärmellänge. Reicht sie nicht aus, schaut unterm Sakkoärmel keine Manschette hervor. Ihr Gegenüber wird denken, dass Sie ein spießiges Kurzarmhemd unter dem Anzug tragen. Ist die Länge dagegen zu großzügig bemessen, verschwindet die halbe Hand unter der Hemdenmanschette. Hat Liebling nicht nur die Kinder geschrumpft?

Neben der Weite des Kragens muss aber auch seine Form stimmen. Hier zeigt der Teutone traditionell deutliche Schwächen, denn er entscheidet sich in aller Regel zielsicher für die langweiligste Option. Aber warum? Die Auswahl ist doch so groß wie nie zuvor. Erstens hapert es an der modischen Allgemeinbildung. Wie viel der Kragen ausmacht, wissen nur wenige. Zweitens weigert Mann sich standhaft, auch nur mal zehn Minuten über sein Hemdenstyling nachzudenken: «Für so was habe ich keine Zeit.» Er muss sich nämlich den Kopf über den neuen CD-Player zerbrechen, und ein neues Auto steht demnächst auch an. Kein Wunder also, dass die Hemden-muffel in Deutschland mit absoluter Mehrheit regieren. Höchste Zeit, das zu ändern. Unsere Stylingtipps bringen hoffentlich die ersehnte Wende:

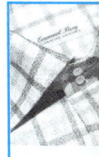

Der ultimative Qualitäts-Check fürs Hemd

Worauf müssen Sie beim Hemdenkauf achten? Schwer zu sagen, denn bei vielen Merkmalen, die immer wieder genannt werden, geht es mehr um Optik als um Qualität. Und die meisten von ihnen finden wir nur in Preisregionen, die nichts mit dem Durchschnittsbudget zu tun haben. Bestes Beispiel: von Hand umsäumte Knopflöcher (ja, so was gibt es auch bei Hemden). Zwei Dinge gehören aber quer durch alle Preislagen zur Pflicht: ein Stoff, der nur minimal schrumpft, und sorgfältige Verarbeitung. Alles, was darüber hinausgeht, ist die Kür.

ÄRMEL

Unter dem Ärmel muss das Hemd Farbe bekennen – Durchschnitt oder Elite?

Beim Durchschnittshemd werden Rumpf und Ärmel in einem Schritt zusammengenäht, Seiten- und Ärmelnaht verlaufen in einem Stück durch. Bei der Elite wird erst der Rumpf zusammengefügt, dann der Ärmel eingesetzt. Das ist daran erkennbar, dass die Ärmelnaht ein Stück neben der Seitennaht verläuft. Und noch etwas sehen Sie nur bei handgemachten Hemden: Die Naht rund ums Armloch ist unter der Achsel minimal schmaler als auf der Schulter.

Pflicht oder Kür? Ein Detail für Kenner bei sehr teuren Hemden, deshalb eindeutig Kür.

EINLAGE

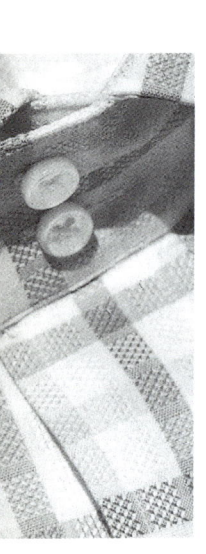

Damit Kragen und Manschetten nicht weich herumschlabbern und einknicken, werden sie mit Einlagen aus Leinen verstärkt. Beim Billighemd sind sie entweder hart wie Karton oder fehlen ganz. Gesucht ist der gesunde Mittelweg: fest, aber nicht betoniert, weich, aber nicht labberig. Das Problem dabei: Jeder sieht den Mittelweg bei einem anderen Härtegrad.

Pflicht oder Kür? Pflicht sind Einlagen, die dem eigenen Gefühlsempfinden entsprechen. Hart, mittel oder weich – Sie müssen das Hemd tragen.

HANDNÄHTE

Wer näht schöner, die Maschine oder der Mensch? Auch so eine Frage, die Hemdenfreaks beschäftigt. Sie suchen Handarbeit rund um den Ärmeleinsatz, am Saum der Schulterpasse oder an den Knopflöchern. Nüchterne Rechner zahlen bestimmt nicht drauf, nur weil da und woanders von Hand gestichelt wurde. Denn objektiv besser wird das Hemd dadurch nicht. Obwohl die Fans der manuellen Nadelarbeit ja meinen, dass sich der Kragen viel weicher an den Hals schmiegt, wenn man ihn von Hand annäht. Das hält die Maschinenfraktion für Unsinn, sie lässt nur die Zahl der Stiche gelten. Acht Stiche pro Zentimeter sind gut, bei zwölf haben wir es mit Spitzenqualität zu tun. Fazit: Ob Sie für ein Hemd mit handgestichelten Nähten ein Heidengeld bezahlen möchten, ist eine philosophische Frage.

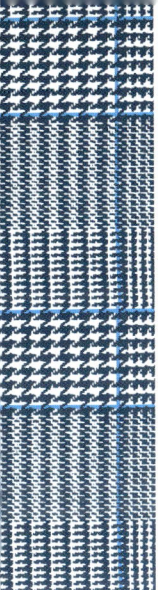

Pflicht oder Kür? Ist Rolls-Royce besser als Mercedes, weil die Briten das Wurzelholz im Cockpit von Hand polieren? Handarbeit am Hemd ist schön. Aber eindeutig Kür.

GETEILTE SCHULTERPASSE

Nur ganz einfache Hemden werden ohne Schulterpasse geliefert. Also Finger weg, wenn sie fehlt. Aber muss sie geteilt sein, wie wir es oft bei englischen Hemden finden? Nein, denn durch die Naht in der Mitte der Schulterpasse sitzt das Hemd nicht besser, es bekommt nur eine andere Optik. Bei der durchgehenden Rückenpasse verlaufen eventuell vorhandene Streifen waagerecht, bei der geteilten dagegen pyramidenförmig.

Pflicht oder Kür? Weder noch, es ist einfach Geschmackssache.

MUSTERVERLAUF

Generell gilt: Alles, was bei der Herstellung bremst oder mehr Stoff verbraucht, macht das Hemd teurer. Dass sich ein Streifen von der Schulterpasse auf den Ärmel fortsetzt, sehen wir deshalb nur bei Top-Preis-Hemden. Zwei Punkte können Sie dagegen in jeder Preislage erwarten: Streifen müssen genau an den Löchern der Knopfleiste ausgemittelt sein. Die Brusttasche fügt sich so sauber und perfekt in das Muster ein, dass sie kaum zu sehen ist. Das ist zwar auch «nur» Optik, gehört aber zum kleinen Einmaleins der Hemdenmacherei. Wer es nicht beherrscht, liefert Murks.

Pflicht oder Kür? Die Streifen müssen ausgemittelt sein, die Brusttasche darf nicht neben dem Dessin liegen – das ist Pflicht, perfekter Musterverlauf an anderen Stellen schon Kür.

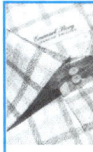

KNÖPFE AM ÄRMELSCHLITZ

Ein kleiner Knopf am Ärmelschlitz gilt oft als Qualitätssiegel. Spötter behaupten aber: Wenn der Ärmel ohne Knopf aufsteht, wurde der Stoff zu knapp bemessen. Ergo: Nur sparsame Hemdenmacher brauchen ihn. Darüber lässt sich streiten, genauso wie über folgende Theorie: Nur wenn das Loch des Ärmelknöpfchens waagerecht zum Längsstreifen liegt, spricht das für Qualität. Wir meinen: Der Knopf sagt an dieser Stelle wenig aus – es sei denn, er ist aus Plastik. Dann ist das Hemd nämlich nicht viel wert.

Pflicht oder Kür? Pflicht mit starker Tendenz zur Kür. Deshalb: unentschieden.

KRAGENSTÄBCHEN

Bei Hemden mit Anspruch sind die Unterseiten der Kragenspitzen mit kleinen Taschen ausgestattet. Sie bieten Platz für kleine Stäbchen aus Kunststoff. Die biegsamen Plastikteile sollen verhindern, dass sich der Kragen zu sehr nach innen rollt. Tun sie das? Nur bedingt, denn die Stäbchen reichen nicht ganz bis in die Kragenspitze, das letzte Stück knickt immer ein.

Pflicht oder Kür? Pflicht aus Tradition.

PERLMUTTKNÖPFE

Das Prädikat «Perlmuttknöpfe» sagt allein herzlich wenig aus, denn das Muschelmaterial gibt es in guten und in schlechten Qualitäten. Dass sie gute Ware verwenden, wollen die Hersteller oft durch besonders dicke Knöpfe beweisen. Die gibt nämlich nur die massive Mitte der Schalen her, der dünnere Rand wird zu billigeren Knöpfen verarbeitet. Trotzdem kann auch ein hauchdünner Knopf aus teurem australischem Perlmutt bestehen. Aber warum nicht Plastik? Weil Perlmutt härter ist, schöner schimmert und beim Bügeln nicht am heißen Eisen kleben bleibt.

Pflicht oder Kür? Perlmutt sollte es schon sein, muschelige Spitzenqualitäten zählen jedoch eindeutig zur Kür.

Seitennaht

Musterverlauf, Perlmuttknöpfe oder Handnähte? Da winken viele Kenner ab. Sie schauen beim Hemd zuerst auf die Seitennaht. Denn die verrät sofort, ob das Hemd aus gutem Hause stammt. Je schmaler und feiner, desto edler die Adresse. Gerade mal zwei bis vier Millimeter misst sie bei Spitzenteilen aus Italien oder Frankreich (in der Breite). Das ist nur in Handarbeit machbar, deshalb sollten Sie solche Seitennähte bei Massenkonfektion gar nicht erst suchen.

Pflicht oder Kür? Bestimmt keine Pflicht, in der Kür aber unverzichtbar.

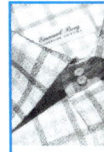

Stoff

Nicht das feine Tafelsilber macht den Gourmet-Tempel teuer, es sind die exquisiten Zutaten. Ganz ähnlich beim Hemd. Da ist vor allem der Stoff schuld, wenn Sie deutlich mehr als 150 Euro hinlegen sollen. Denn Luxusgewebe aus der Schweiz, Italien oder England sind so teuer, dass ein Hemd nicht unter 200 Euro kosten kann. Aber die Investition lohnt sich, denn gute Stoffe laufen nicht ein, bügeln sich leichter und verlieren nicht nach ein paar Mal waschen die Farbe.

Pflicht oder Kür? Wenn es das Budget hergibt, sind gute Stoffe Pflicht, ansonsten leider eher Kür.

Zwickel

Die Seitennähte enden unten am Saum in der Ecke zwischen Vorderteil und Rücken. Diese Stelle wird ab der gehobenen Mittelklasse mit einem kleinen Stück Stoff verstärkt, damit dort nichts einreißt. Es ist zwar nur schwer vorstellbar, dass so was passiert, schaden kann der Zwickel aber nicht. Und dekorativ ist er allemal.

Pflicht oder Kür? Hübsch, aber im Grunde überflüssig. Deshalb ganz eindeutig Kür.

BODYSTOCKING ODER ZELT – GRUNDSCHNITTE

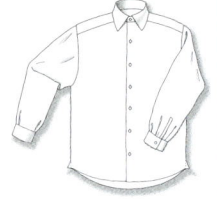

Wenn die Herren im Meeting ihre Sakkos ablegen, kommt es an den Tag: Kaufen sie ihre Hemden in Italien, Deutschland oder England? In jedem Land werden die Hemden anders geschnitten.

Weite Ärmel, großes Armloch, üppig bemessener Rumpf: In **Deutschland** will der Mann Zelt-Ausmaße.

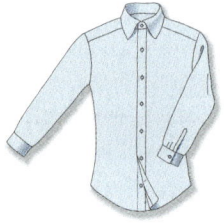

In **Italien** liegt das Hemd in der Taille eng an, das sieht aber nur gut aus, wenn sich nicht zu viel Pasta und Tiramisu auf den Hüften bemerkbar machen.

Britische Hemden verbergen die Konturen äußerst diskret, ein Engländer will im Business auf keinen Fall zu elegant oder gar sexy aussehen.

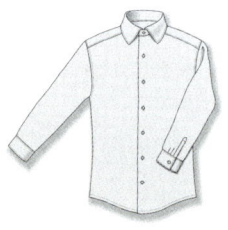

Ob das Hemd weit oder eng ausfallen soll, ist jedoch nicht nur Geschmackssache. Sie sollten auch überlegen, zu welcher Art von Anzug Sie es tragen wollen. Wenn das Hemd fast bis zu den Knien reicht, werden Sie es nur mit Mühe in eine enge Anzughose stopfen können. Schlimmstenfalls tragen die Stoffmassen dann auch noch rund um die Hüften unvorteilhaft auf (vor allem bei leichten Sommerhosen). Und wenn die Ärmel Kimono-Format haben, passen sie unter Garantie nicht in das enge Armloch eines italienischen Sakkos. Deshalb:

Weites Hemd zu weitem Anzug, enges Hemd zu engem Anzug. Das ist bequemer und die Proportionen hauen auch wieder hin.

KRAGENFORMEN

Bei der Nahaufnahme im TV sehen wir vom Talkgast nur Kopf, Hals und Schultern. Trotzdem ist auf einen Blick klar: Typ A ist gut angezogen, Typ B nicht. Das liegt am Hemdkragen, der stellvertretend für das ganze Outfit ins Bild rückt. Wenn er gut rüberkommt, sind Bestnoten für das Styling sicher. Das gilt auch im wirklichen Leben, denn meistens sehen wir unserem Gegenüber ins Gesicht – und damit auf den Kragen.

Alle denkbaren Kragenvarianten zu benennen ist fast unmöglich und auch überflüssig. Denn niemand kann sich alle Bezeichnungen merken. Beim Kauf ist es deshalb einfacher, den Kragen zu beschreiben. Wenn Sie beispielsweise einen Kragen mit «ganz weit auseinander stehenden Spitzen» verlangen, kriegen Sie automatisch das Richtige vorgelegt. Wer dagegen mit Begriffen wie «Turndown» oder «Eaton» um sich wirft, erzeugt regelmäßig Missverständnisse. Denn der Verkäufer meint damit oft etwas ganz anderes als der Kunde. Vielleicht sogar zu Recht, denn verbindlich definiert ist kein Kragentyp, nicht einmal die gängigen Grundformen:

HAIFISCH

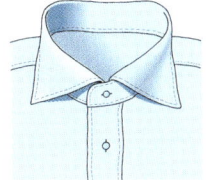

Die Form: Die Spitzen stehen weit auseinander, der Krawattenknoten hat viel Platz – Ihr Outfit profitiert in jedem Fall von diesem Kragen.
Wozu passt er? Klassische Anzüge, Kombination und ohne Binder zum Smart Casual.

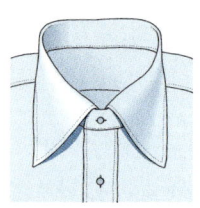

BREITER UMLEGEKRAGEN

Die Form: Seine Spitzen liegen dichter zusammen als beim Haifisch. Wichtig: Der Kragen muss schön breit sein, die Einlage darf ruhig weicher ausfallen.
Wozu passt er? Business-Outfit, Kombination und Smart Casual.

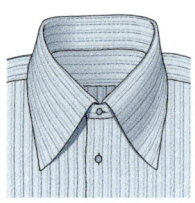

POLO

Die Form: Flexibler Kragen mit langen, dicht zusammenliegenden Spitzen. Bei den Amis ist er Inbegriff der Eleganz, in Europa erlebt er derzeit eine Renaissance.
Wozu passt er? Klassischer Anzug im amerikanischen Stil, Zweireiher mit langen Revers.

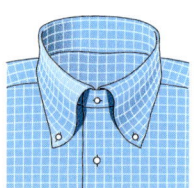

BUTTONDOWN

Die Form: Umlegekragen mit extrem weicher Einlage, die Spitzen können festgeknöpft werden. Ganz wichtig: Der Kragen muss groß bemessen sein, sein Clou: Er sieht mit und ohne Schlips gleich gut aus.
Wozu passt er? Einreihige Businessanzüge, Kombination, Smart Casual.

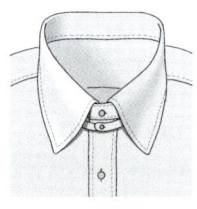

TAB

Die Form: Weicher Umlegekragen der unter dem Krawattenknoten zusammengeknöpft wird. Ohne Krawatte sieht er blöd aus, deswegen ist er nur für Businesshemden brauchbar. Und: Schleifenträger müssen auf ihn verzichten, denn der Tab macht nur beim Langbinder Sinn.
Wozu passt er? Zu Anzügen und der Kombination.

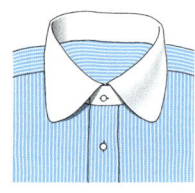

EATON

Die Form: Umlegekragen mit abgerundeten Spitzen – oft weiß abgesetzt bei gestreiften Hemden. In Europa unüblich, beliebt vor allem in den USA.
Wozu passt er? Anzug und Kombination.

Farben und Muster –
Die müssen Sie haben

Hellblau

Ganz oben auf der Liste, denn Hellblau ist die vielseitigste Hemdenfarbe überhaupt. Sie passt zum Business-Outfit genauso gut wie zu Jeans, Chino oder Cord, zu beinahe jeder Krawatte und schmeichelt allen Hauttypen.

Weiss

Pur, rein und frisch – kein anderer Ton ist so symbolträchtig und perfekt für klare, kontrastreiche Stylings. Und im Sommer trägt sich nichts kühler. Nachteil der Farbe: Helle Haut wirkt noch blasser, rosige Wangen werden zu Rotbäckchen.

Rosa

Leider oft verschrien als Yuppie-Farbe, dabei ist Rosa fast genauso vielseitig wie Hellblau – wenn man den richtigen Ton zu seiner Haut gefunden hat. Aber zwischen Marshmallow-Pink und Magenta findet jeder Typ seinen Partner.

Streifen

Streifen in dunklen Businessfarben wie Blau oder Grau wirken auf Weiß eher streng, auf Hellblau oder Rosa schwächen sich die Kontraste wohltuend ab.

Richtig bunt wird es dann mit Multi-Color-Streifen, wie die Briten sie lieben.

Karos

Karos ersetzten in den Nineties zeitweise das Streifendessin als die beliebteste Alternative zum einfarbigen Hemd. Aber Vorsicht mit Würfelmustern à la Tischdecke, die können unter dem dunklen Anzug zu leger rüberkommen.

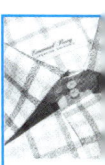

IST DAS MEINE KRAGENWEITE?

Hemdenshoppen ist eigentlich ein Kinderspiel. Hals abmessen, ein oder zwei Größen anprobieren, fertig. Schwierig wird es nur, wenn der Hals nicht zum restlichen Körper passt – aus Sicht der Größentabellen wohlgemerkt. Häufigstes Problem: übermäßig lange oder kurze Arme, zu kräftige Statur (jeweils im Verhältnis zur Halsweite).

Kurze Arme bereiten kein großes Kopfzerbrechen, Ärmel können Sie kürzen lassen. Kompliziert wird es erst, wenn die Arme viel zu weit aus den Manschetten rausragen. Denn rauslassen ist bei Hemdenärmeln selten drin. Wenn überhaupt, dann höchstens ein paar Zentimeter. Viele Männer greifen in diesem Fall einfach so lange zur größeren Kragenweite, bis die Ärmellänge hinhaut. Das kann nicht die Lösung sein, denn der Kragen muss stimmen. Da hilft dann wirklich nur das Maßhemd.

Zwei weitere Störfaktoren sind Schmerbäuche und Bodybuilderfiguren. Wenn der unsportliche Hänfling Gewicht ansetzt, dann meistens an Bauch und Hüften, der Hals bleibt mager. Folge: Die kleine Kragenweite ist in der Taille zu klein für das Bäuchlein. Was tun? Ein größeres Hemd kaufen? Nein, denn das passt wiederum nicht am Hals. Die einzig richtige Lösung heißt auch hier Maßhemd. Wie beim Muskelpaket, weil da eigentlich gar nichts mehr hinhaut. Der Hals ist viel zu dick, der Bizeps sprengt die Ärmel, die Brust lässt beim Einatmen die Knöpfe durch die Gegend fliegen.

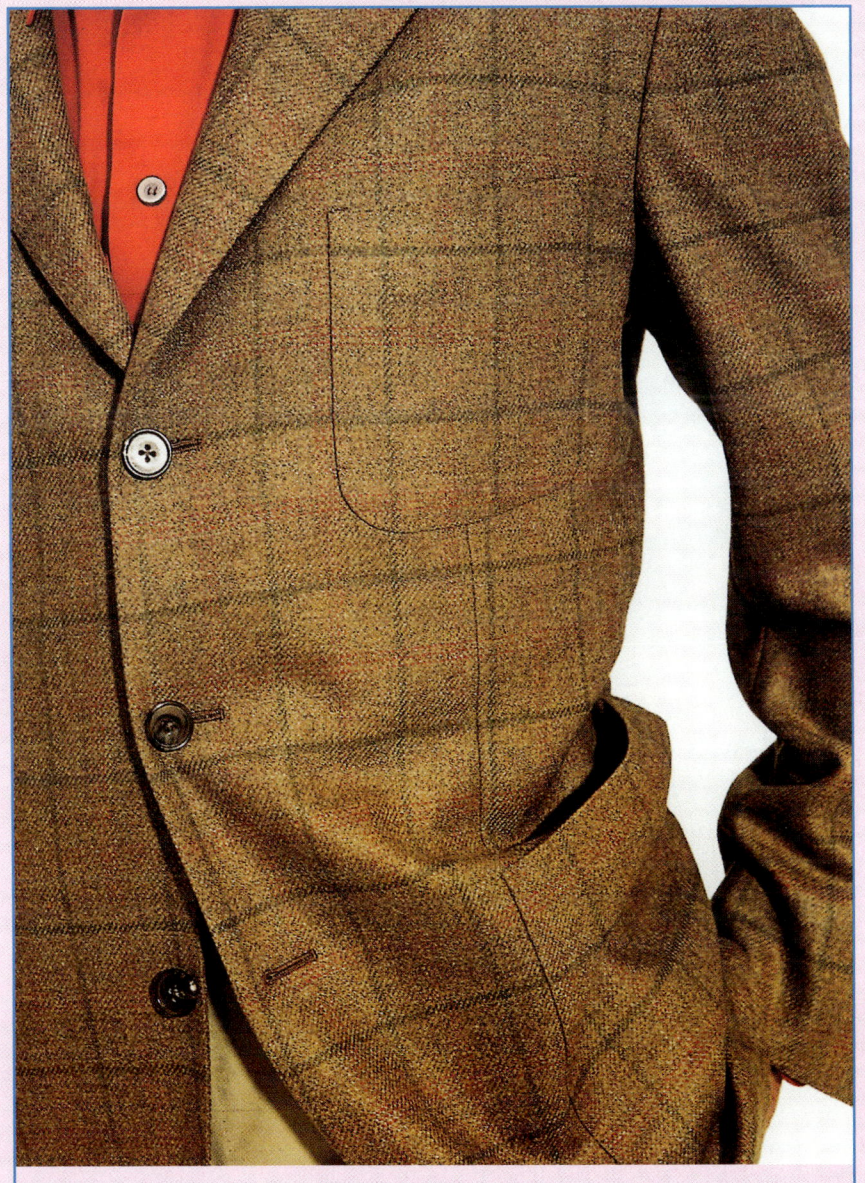

Darauf kommt es beim *modernen Sportsakko* an: weiche Verarbeitung, perfekter Musterverlauf, Büffelhornknöpfe und handgestichelte Knopflöcher. (Foto: Belvest)

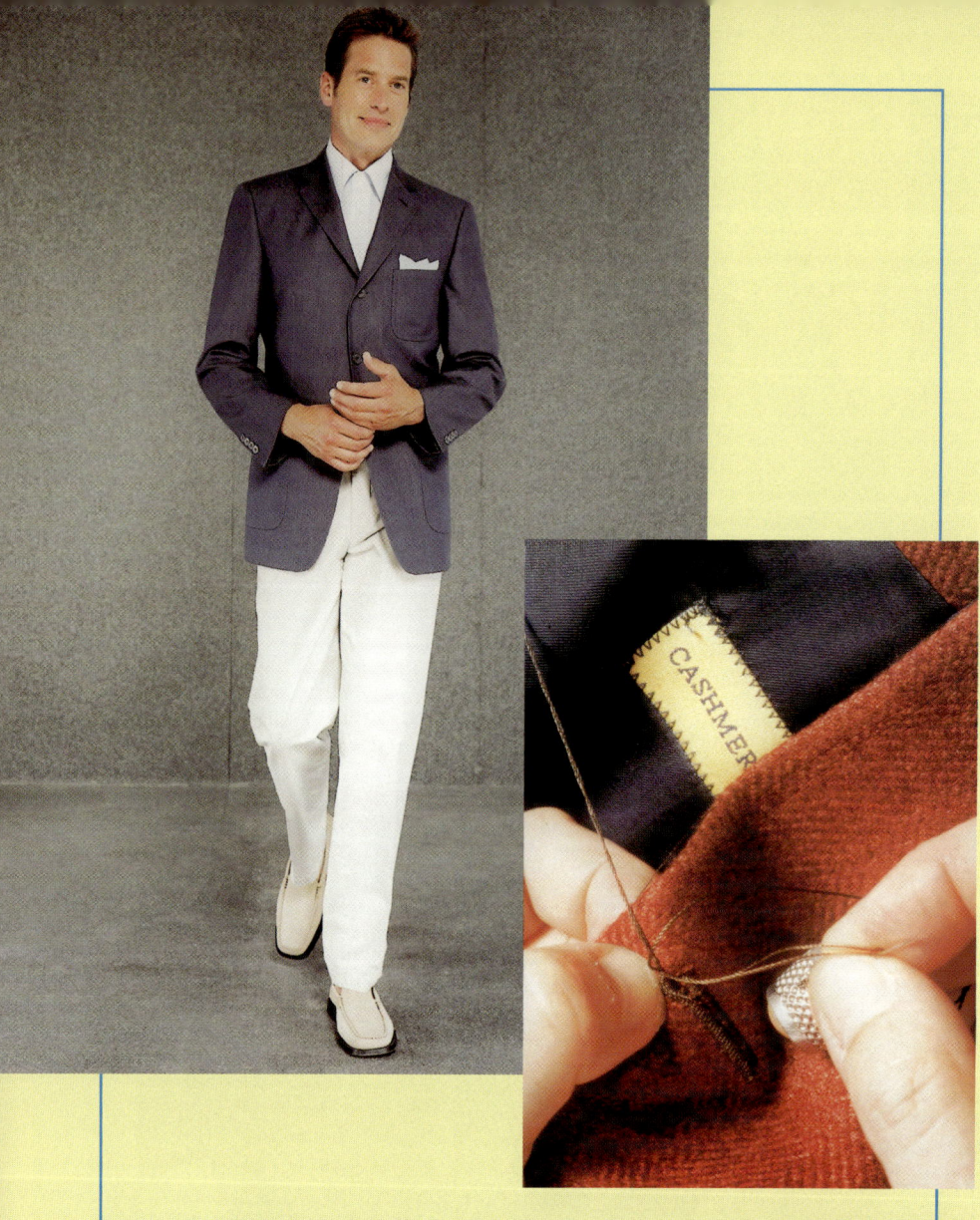

Im Sommer auch *ohne Binder und Strümpfe* elegant, beispielsweise in der Dandy-Kombi aus blauem Sakko und weißer Hose. (Foto: Eduard Dressler)

Das *handgenähte Knopfloch* ist die Visitenkarte eines edlen Zwirns. (Foto: Regent)

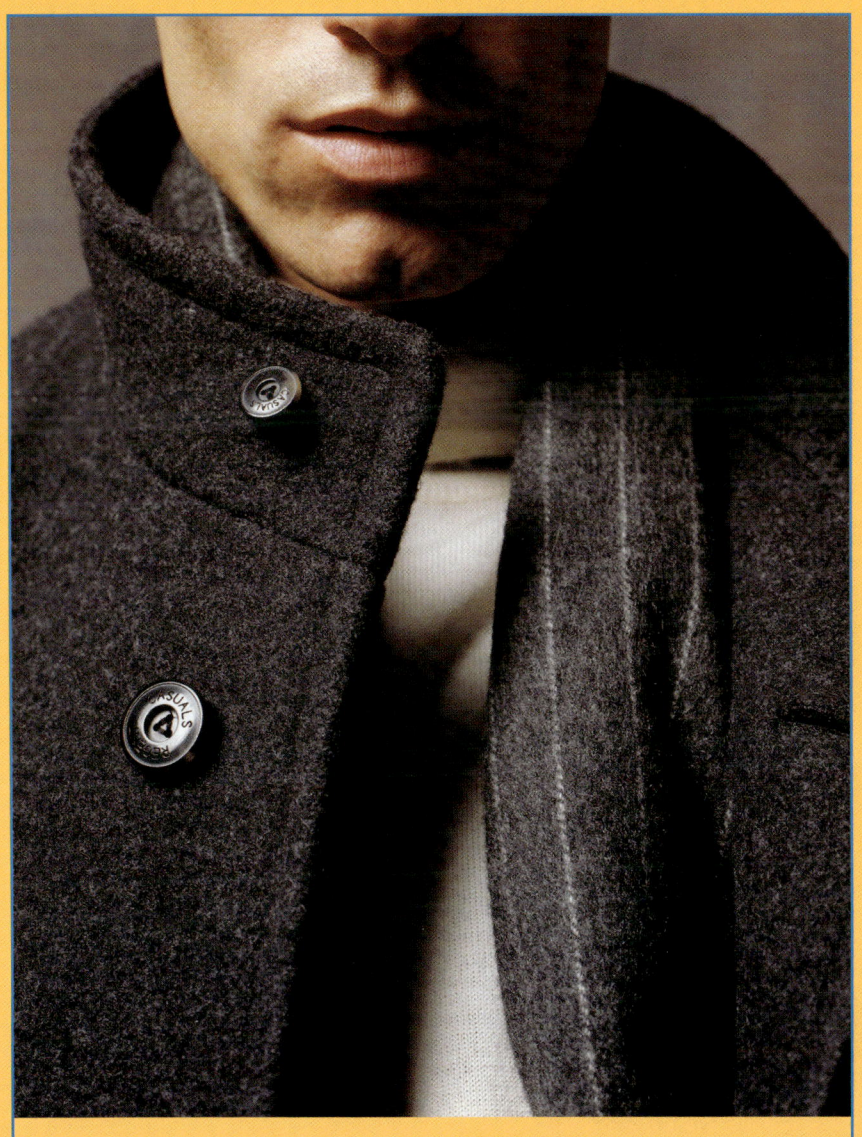

Pullover, Jacke und Schal aus feinstem Kaschmir machen den Casuallook erst richtig smart. (Foto: Regent)

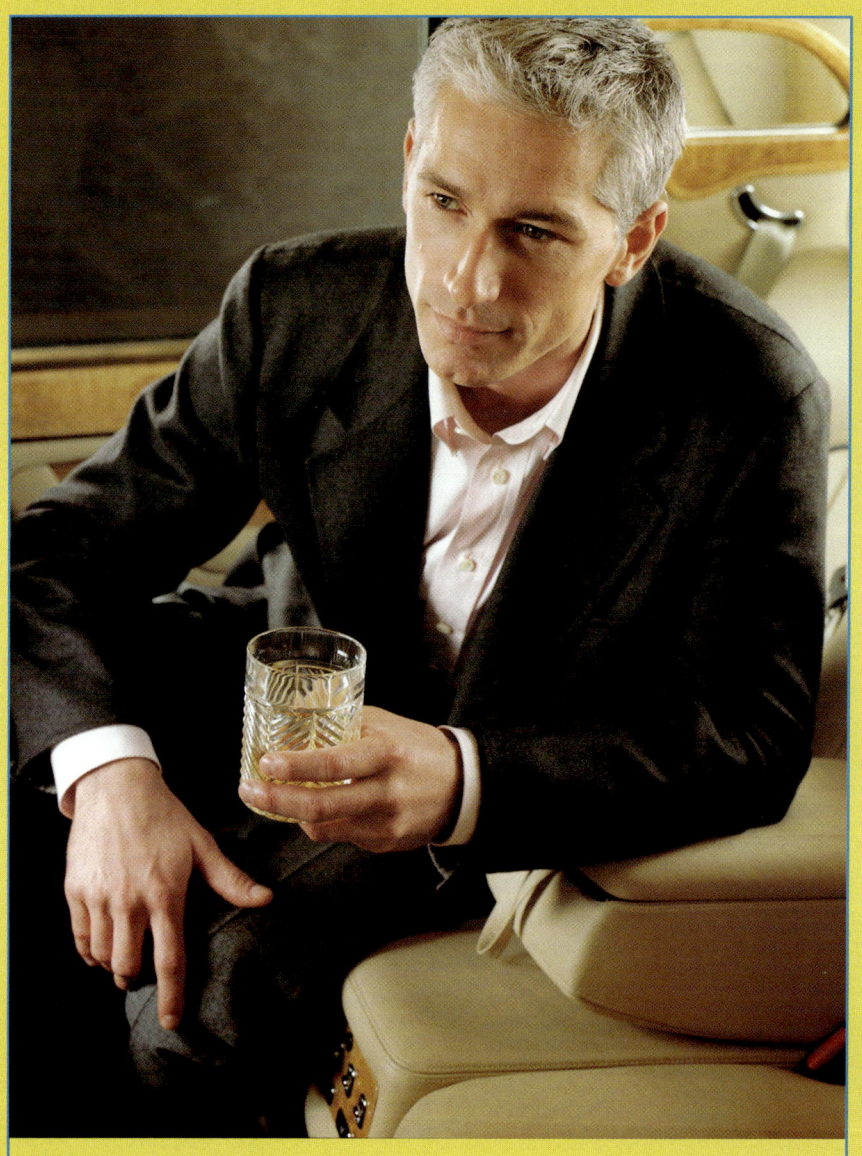

Wenn der *Anzug* richtig passt, kommt er auch ohne Binder korrekt rüber. Ganz wichtig: Die Hemdenmanschette guckt mindestens 1 cm aus dem Ärmel heraus. (Foto: Regent)

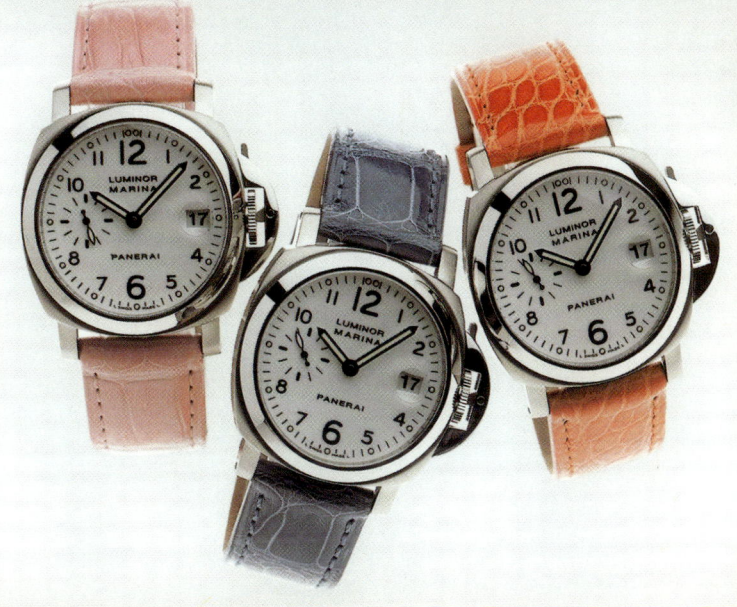

Eine gute Uhr ist das Sahnehäubchen Ihres Outfits. Kenner setzen dabei auf «Swiss Made», auch bei der italienischen Kultmarke Panerai. (Foto: Panerai)

Beim Füller lohnt sich die Investition in gute Qualität, denn ein edler Schreiber hält ein Leben lang. Die Platinvariante lassen Sie aber besser nicht im Büro rumliegen, sonst haben Sie nachher zwei davon. (Foto: Cartier)

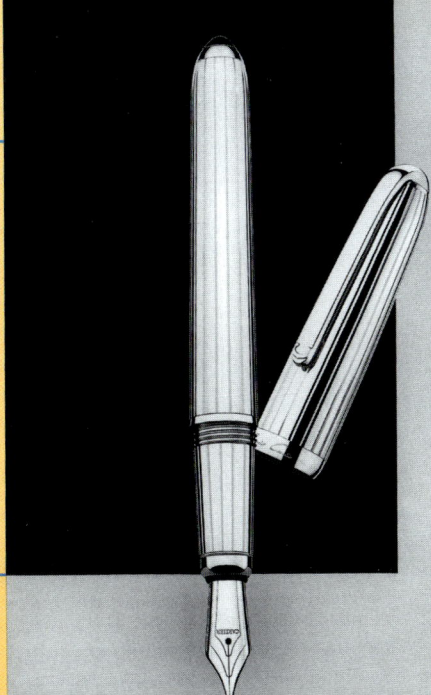

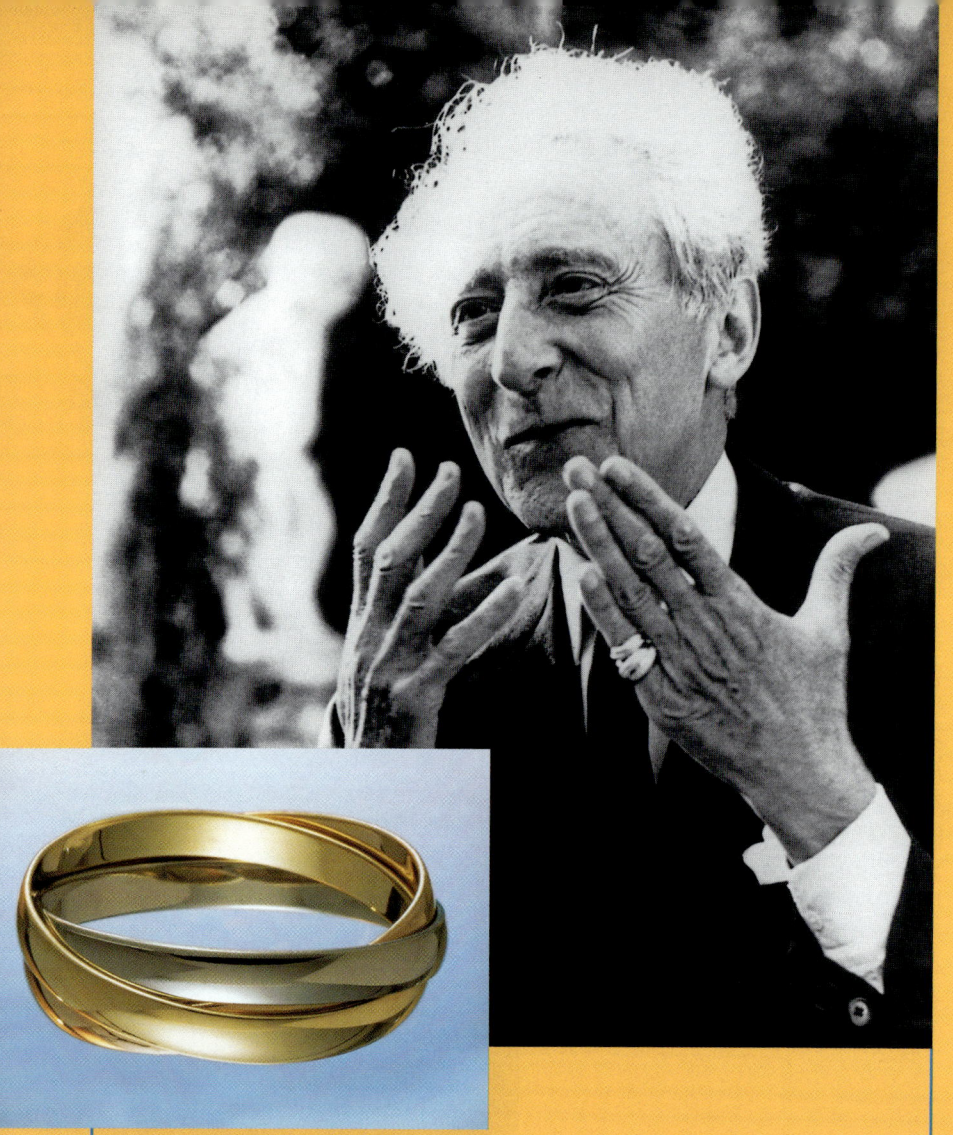

Männer und Schmuck, das ist ein schwieriges Thema. Mit dem klassischen Dreifachring von Cartier liegen Sie immer richtig, den trug auch schon der Duke of Windsor. (Beide Fotos: Cartier)

Der Trinity-Ring von Cartier ist das berühmteste Schmuckstück des legendären Juweliers, und Jean Cocteau wusste, wie man es richtig trägt. Kein Wunder, denn der Klassiker wurde 1923 extra für den Künstler entworfen.

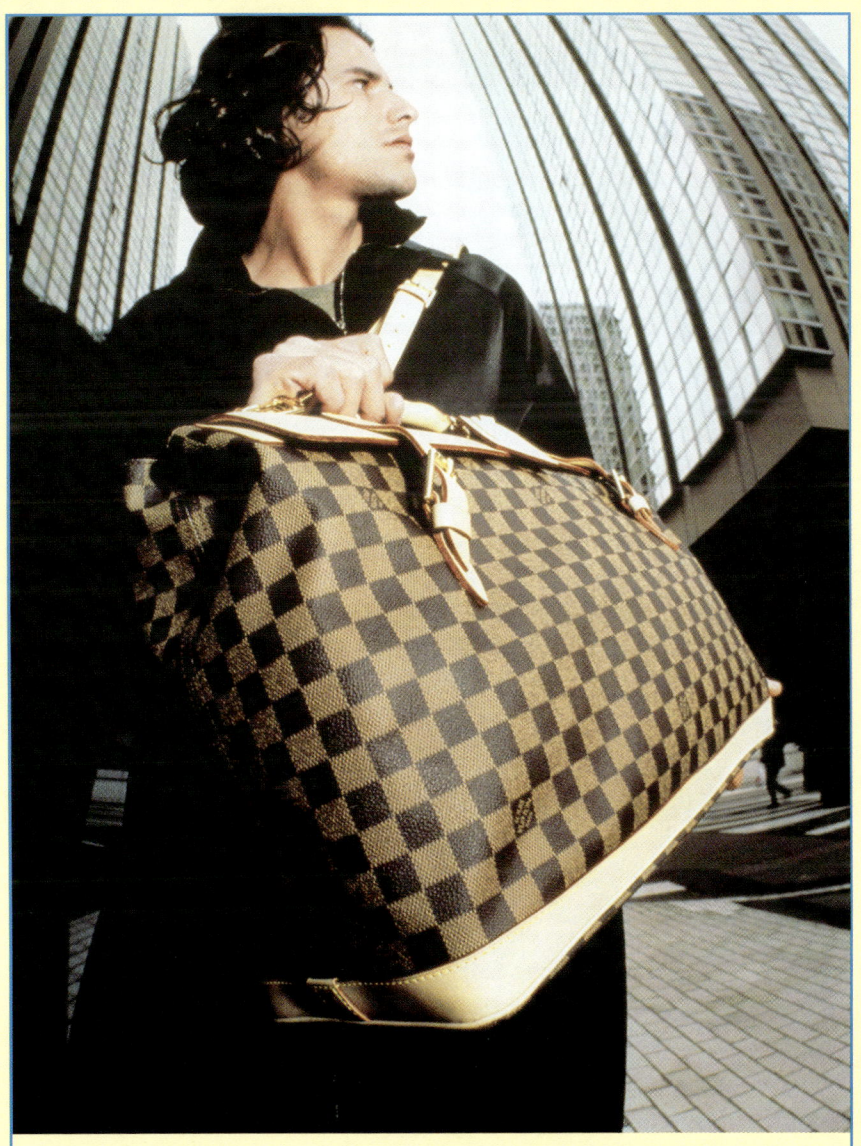

Gutes Reisegepäck ist ein absolutes Muss in der oberen Stil-Liga. Oder wollen Sie Ihre geschmackvolle Garderobe in einen billigen Plastikkoffer stopfen? (Foto: Louis Vuitton)

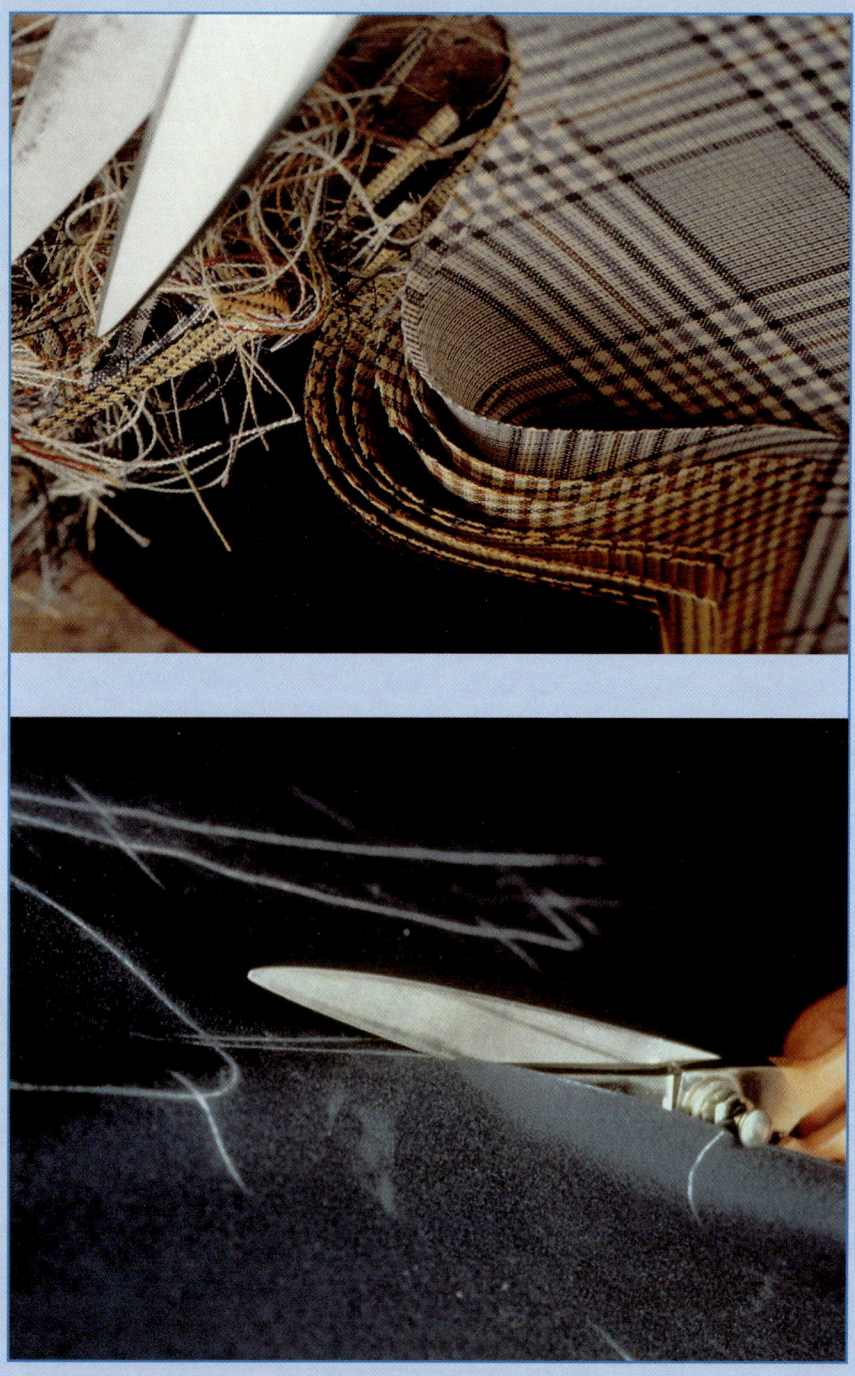

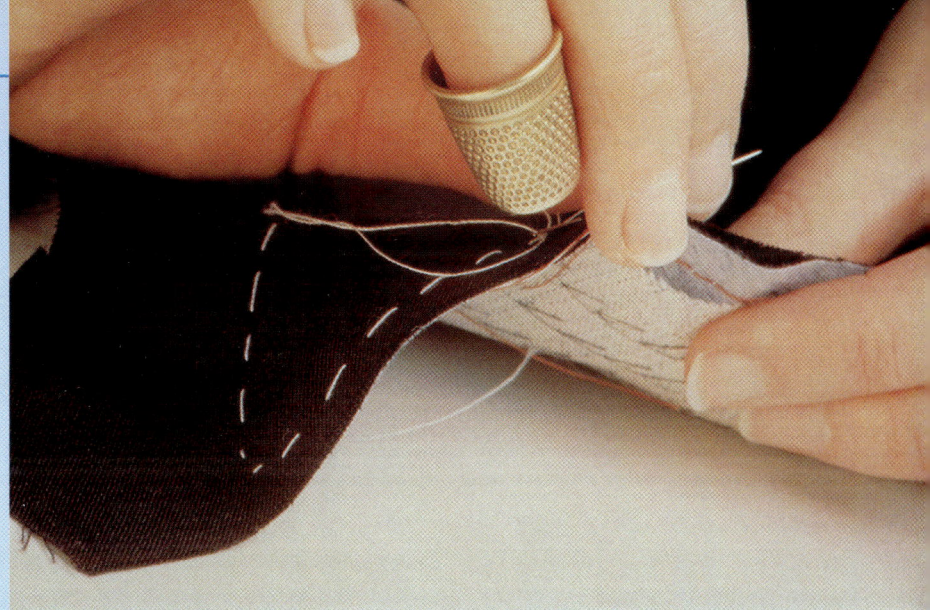

Für einen *handgemachten Anzug* kommt nur bester Stoff in Frage, denn nur edler Zwirn rechtfertigt den Aufwand.

Maßbestellungen werden bei der Manufaktur Belvest in Piazzola sul Brenta ganz traditionell von Hand zugeschnitten.

Handarbeit sorgt für perfekten Sitz und ein leichtes Tragegefühl.
(Alle Fotos: Belvest)

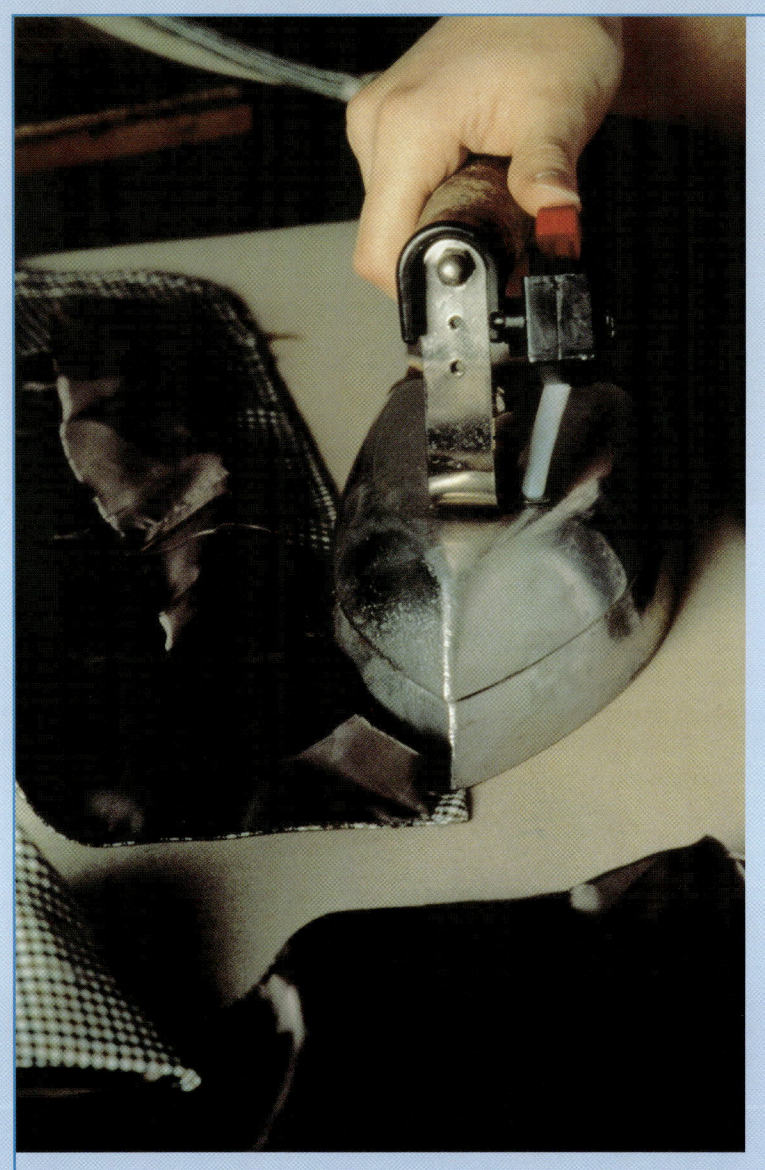

Mit dem Bügeleisen gibt der Schneider dem Stoff die gewünschte Form, der Fachmann sagt dazu «Dressur». (Foto: Belvest)

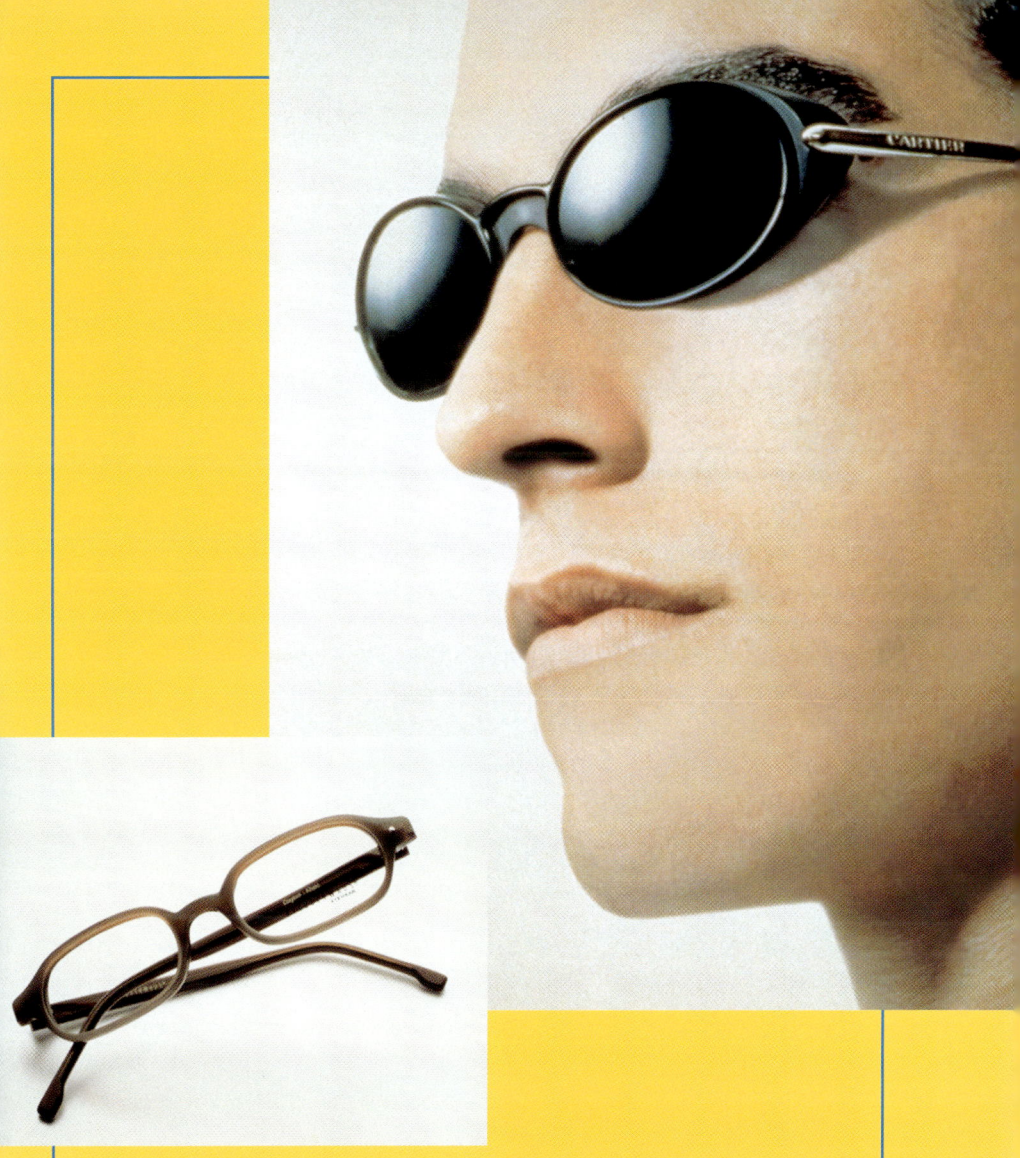

Bei der Brille muss es nicht immer der letzte Schrei sein, ein bisschen Stil kann trotzdem nicht schaden. (Foto: Freudenhaus Eyewear)

Wer meint, dass *die Sonnenbrille* vor allem zum Schutz dient, irrt. Die dunklen Gläser sind auch und vor allem ein wichtiges Accessoire. (Foto: Cartier)

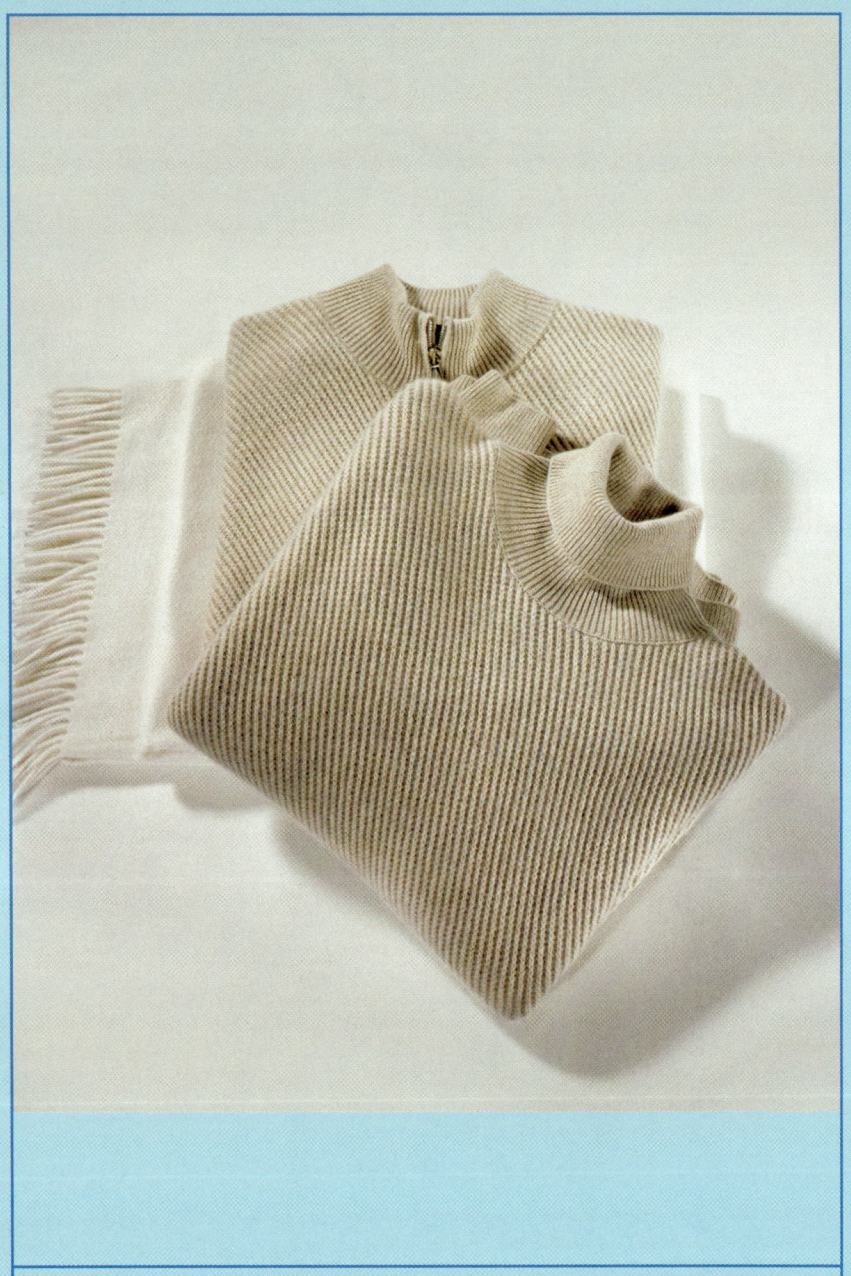

Pullover und Schal sind wichtige Basics für den smarten Casuallook, aus edlem Kaschmir kommen sie besonders gut. (Foto: Loro Piana)

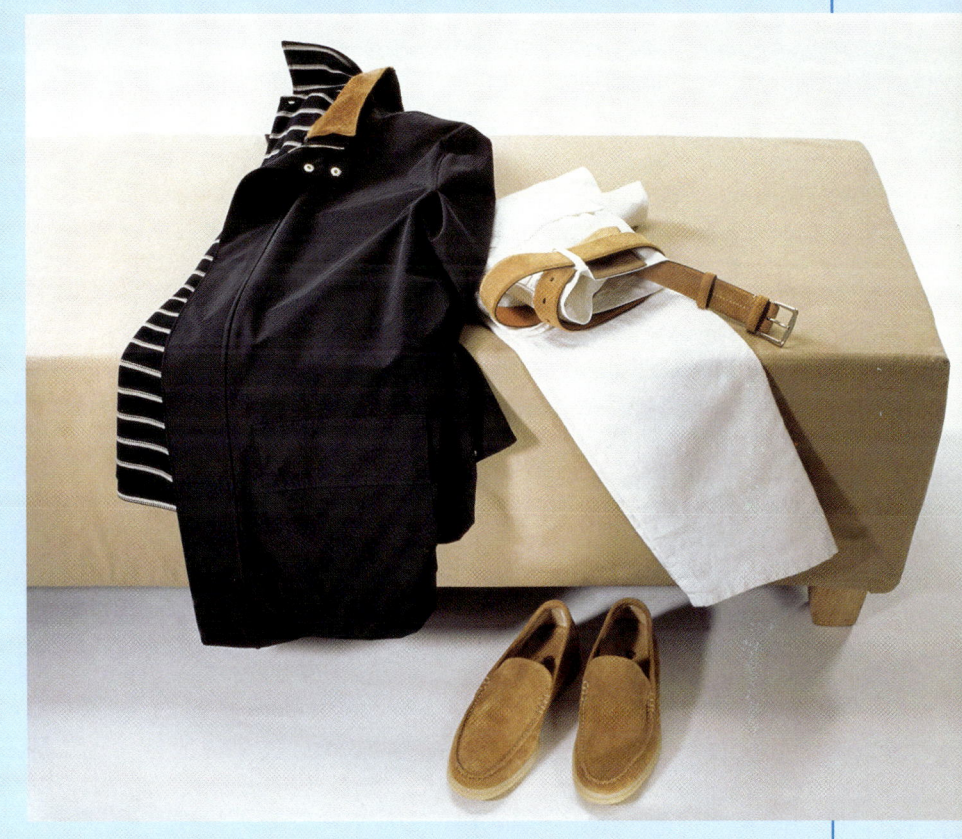

Marine, Weiß und Braun sind *die Basisfarben* für die warme Jahreszeit.
Selbst in den deutschen Sommer bringen diese Töne einen Hauch von Capri.
(Foto: Loro Piana)

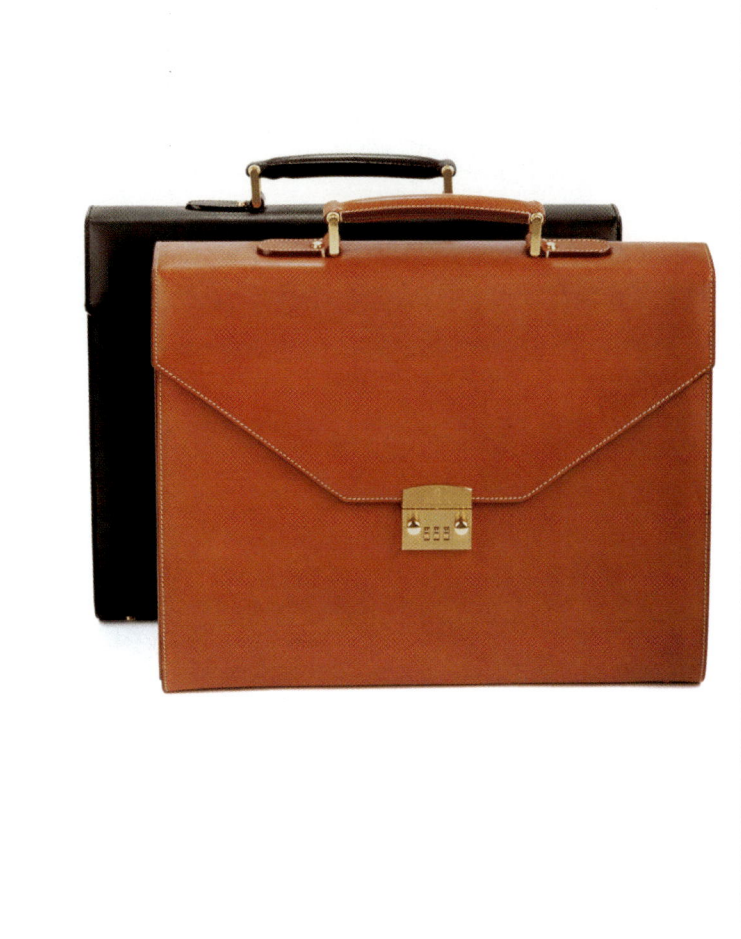

Die Aktentasche aus Leder ist ein Muss. Wenn Sie die Mappe auch noch farblich auf Ihre Schuhe abstimmen, sammeln Sie zusätzliche Punkte auf Ihrem Stilkonto. (Foto: Aigner Munich)

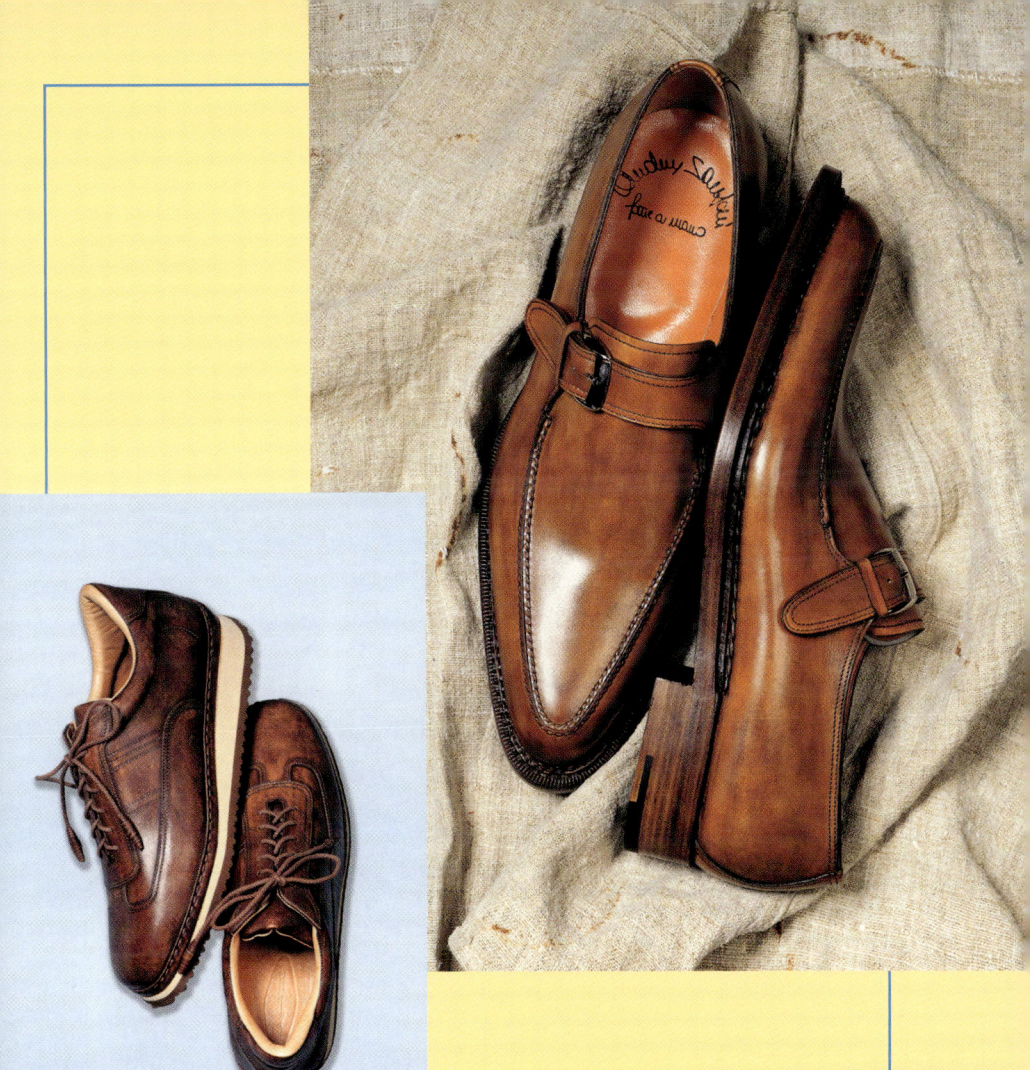

Der Edelsneaker war die wichtigste Schuhinnovation der neunziger Jahre, denn er füllt die Lücke zwischen dem legeren Bootsschuh und dem korrekten Rahmengenähten. (Beide Fotos: Santoni)

Es gibt nur noch ganz wenige Manufakturen, *die Schuhe wirklich von Hand nähen*. Santoni in Corridonia ist einer der letzten Mohikaner dieser Kunst.

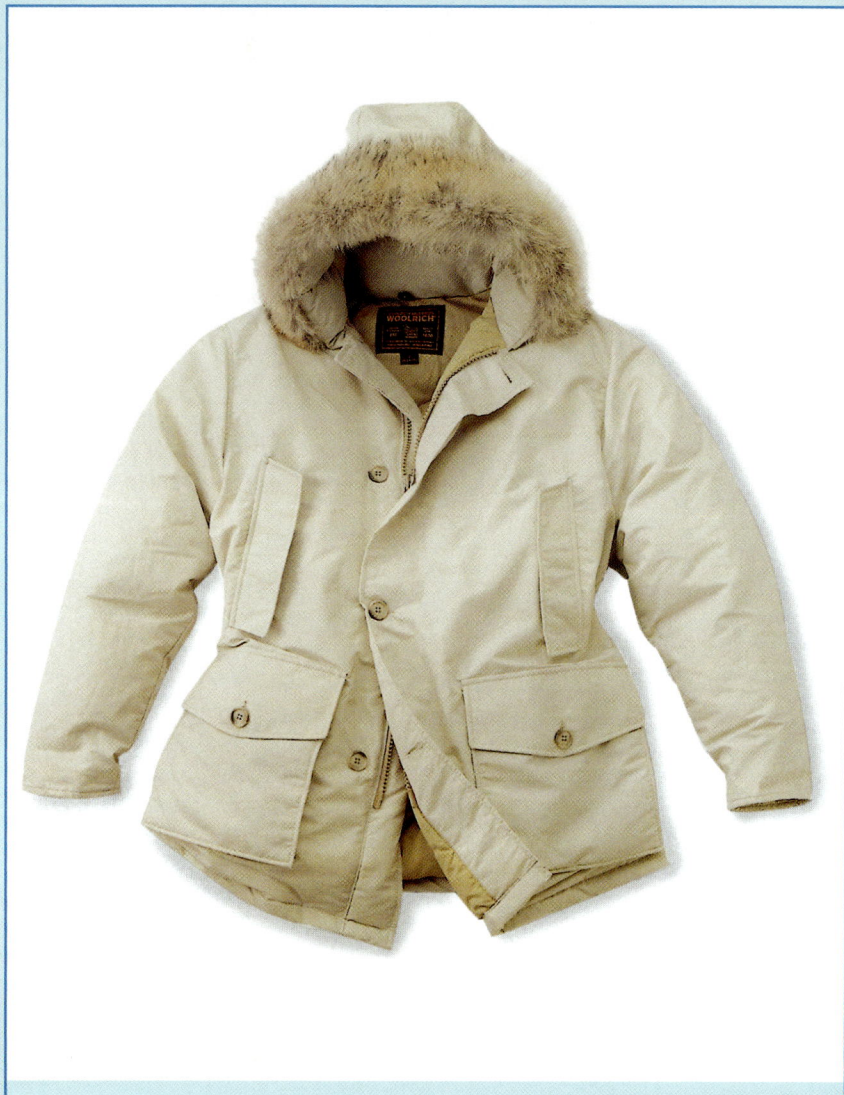

Seit 1962 wird der Klassiker **für Bibbergrade unverändert hergestellt, bei den schicken Italienern wurde er in den Eightys Kult, heute ist er das Winter-Muss in ganz Europa:** *der Arctic Parka* **vom 1830 gegründeten US-Traditionslabel Woolrich.** (Foto: Woolrich)

PRO UND KONTRA KLAPPMANSCHETTE

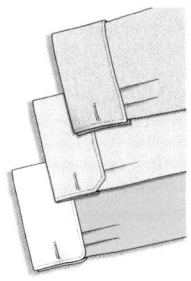

Lange Zeit schwamm die Klappmanschette einsam und vergessen im entferntesten Nebenfluss des Mainstreams. Wer sie mochte, fand sie nur beim Edelausstatter oder aus zweiter Hand. Erst das Comeback der Eleganz brachte den alten Klassiker wieder zurück ins Rampenlicht – und vielen Männern ein Problem: Ohne Manschettenknöpfe funktioniert die Sache nicht. Die ollen Sechziger-Jahre-Teile vom Flohmarkt bringen es meistens nicht, aber wegen des Trends ein paar Tausender in echte Schmuckstücke investieren? Das ist wohl zu viel verlangt. Dann doch lieber weiter Knopfmanschette. Schade, denn die Doppelmanschette hat schon was für sich. Und pures Gold muss es wirklich nicht gleich sein, die kleinen farbigen Stoffknötchen aus dem großen Bonbonglas neben der Kasse tun es auch – die sind zwar nicht ganz billig, weniger als Feinmetall kosten sie aber allemal. Vor der Entscheidung über die Manschette also lieber erst mal Pro und Kontra abwägen. Passende Knöpfe können Sie sich immer noch von Schatzi schenken lassen.

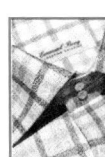

5 X PRO
1. Klappmanschetten sind elegant.
2. Die Kollegen halten Sie für einen echten Stil-Könner.
3. Sie dürfen endlich mal mit Opas Erbstücken glänzen.
4. Ein Knopf weniger, der abfallen kann.
5. Manschettenknöpfe bringen Abwechslung ins Outfit und man kann sie sogar sammeln.

5 X KONTRA

1. Zum Freizeitlook sehen Manschettenknöpfe oft merkwürdig aus.
2. Die Klappmanschette passt nur schlecht unter das Bündchen am Pulliärmel.
3. Der Stoff stößt sich an den Kanten schnell auf.
4. Die Ärmellänge muss genau stimmen, da die Klappmanschette sonst über die Hand rutscht.
5. Das Anziehen ist umständlicher.

So muss das Hemd sitzen

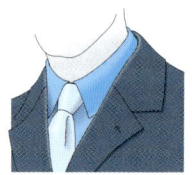

Hals

Der Kragen muss sich so dicht wie gerade noch angenehm an die Gurgel schmiegen. Im Nacken soll er so hoch sitzen, dass er mindestens einen Zentimeter aus dem Sakko herausschaut.

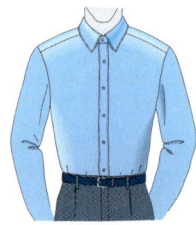

Körper

Bei herabhängenden Armen muss der Stoff den Körper glatt aber locker umschließen. Wenn sich unter den Armen und schräg über der Brust große Falten bilden, ist das Hemd für Sie zu weit geschnitten.

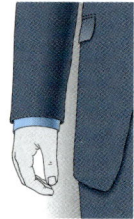

Ärmel und Manschette

Die Ärmel dürfen nicht zu weit geschnitten sein, sonst pludern sie sich über der Manschette und passen schlecht in die Sakkoärmel. Eine Knopfmanschette sollte knapp über der Daumenwurzel enden, Klappmanschetten ein bis zwei Zentimeter tiefer.

HINTER DEN SPIEGEL GESTECKT: DREI GOLDENE REGELN FÜR DEN KRAGEN

1. MEHR KRAGEN ALS HALS

Wenn Kabarettisten den Kopf zwischen die Schultern ziehen und Bayerisch reden, weiß jeder, wen sie parodieren. Ganz klar, ein kurzer Hals kann zum Markenzeichen werden. Und beim Hemdenkauf zum Problem, wenn der Kragen fast bis an die Ohren reicht. Das ist natürlich zu viel des Guten.
Trotzdem gilt: Lieber weniger Hals zeigen über dem Kragen, denn die nackte Gurgel stört da genauso wie das haarige Schienbein über der schwarzen Kurzsocke.

2. NICHT ZU WEIT UND NICHT ZU ENG

Deutsche Hemdenverkäufer raten häufig, dass ein Fingerbreit Platz bleiben soll zwischen Kragen und Hals. Vergessen Sie das, sonst wird der Kragen nie richtig sitzen. Was uns die Luft abschnürt, sind meistens beinharte Einlagen. Wenn die korrekte Kragenweite drückt, erst mal ein weicheres Fabrikat probieren. Nur wenn das nicht hilft, den weiteren Kragen testen.

3. ENTWEDER MIT KRAWATTE ODER OHNE

Hemdkragen aufgeknöpft, Krawattenknoten gelockert – wir kennen den Look von den Sportmoderatoren im TV. Er drückt aus, dass im Schlipsträger ein kleiner Rebell steckt: «Ich beuge mich dem Krawattenzwang, aber nur unter Protest.» So was ist albern. Entweder man trägt Krawatte oder eben nicht. Aber wenn, dann bitte richtig!

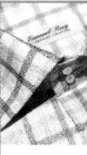

HART ODER WEICH? EINE MEINUNG ZUM KRAGEN Das Kölner Hemdenatelier Emanuel Berg liefert nach Maß und von der Stange Hemden und Blusen, die im hauseigenen Betrieb genäht werden. Besonderen Wert legt der Inhaber Jaroslaw Szychulda auf ein breites Stoffangebot von namhaften Webereien aus England, Italien und der Schweiz. Bei der Kragenverarbeitung hat der Hemdenschneider eine ganz eigene Philosophie: «Die Italiener machen einen sehr weichen Kragen. Der trägt sich zwar sehr angenehm, nur leider knicken die Spitzen nach kurzem Tragen nach innen ab oder rollen sich ein. Bei unseren Hemden passiert das nicht, da wir eine etwas formbeständigere Einlage verwenden. Auch bei den Kragenstäbchen vertreten wir eine eigene Linie. Sie sind nicht herausnehmbar, damit sie nicht verloren gehen.»

MASSHEMD – SO KLAPPT'S

Luxus oder Not – Gründe gibt es genug, das Hemd nach Maß zu ordern. Ob aus Spaß am Besonderen oder weil die Figur uns zwingt, der Ablauf ist immer der gleiche. Hier die wichtigsten Steps:

1. Die Maße

Drei Wege führen zum Maßhemd. Erste Möglichkeit: Beim Ausstatter verschiedene Größen und Schnitte probieren, bis Sie ein möglichst gut sitzendes Hemd finden. Beispiel: Kragenweite 41 mit langem Arm und tailliertem Schnitt. Aber der Kragen ist eine Terz zu eng und es spannt ein wenig über dem Bauch. Auf der Bestellung vermerkt der Verkäufer deshalb: plus einen halben Zentimeter Halsweite und fünf Zentimeter Zugabe in der Taille. Zweite Möglichkeit: Der Verkäufer vermisst Ihren Körper, und Sie sagen ihm, ob das Hemd eng, mittelweit oder großzügig ausfallen soll. Die Fabrik vergleicht Ihre Maße mit einer Größentabelle und findet so den richtigen Schnitt. Drittens: Sie vermessen sich im Do-it-yourself-Verfahren. Hier sind Pannen aber fast vorprogrammiert, es sei denn, ein talentierter Hobbyschneider schwingt das Maßband. Deshalb sei die erste Methode empfohlen. Bei ihr ist nämlich schon vorher ziemlich klar, wie das Hemd später aussehen wird.

2. Die Details

Wenn der Verkäufer Probierhemd und Maßband weglegt, müssen Sie Details wie Kragenform oder Manschettentyp bestimmen. Wie groß die Liste der Optionen ist, hängt von den Möglichkeiten des Anbieters ab. Ein Hemdenmacher mit eigener Werkstatt kann praktisch jede Variante liefern, denn er schneidet alles von Hand zu. Wenn Sie bei einer Fabrik ordern, gibt es manchmal Einschränkungen, weil mit Stanzformen gearbeitet wird. Trotzdem sollte es auch da möglich sein, Kragenformen geringfügig zu individualisieren: Kragen Nr. 3 «Haifisch» wie vorgegeben, nur im Nacken einen Zentimeter höher.

3. Anprobe – ja oder nein?

Anprobe oder nicht, das hängt davon ab, wo Sie Ihre Maßhemden beziehen. Beim Ausstatter oder beim Hemdenschneider. Der Ausstatter lässt bei der ersten Bestellung zunächst nur ein Hemd fertig stellen, egal wie viele Sie geordert haben. Wenn es okay ist, kommen die anderen nach. Wenn nicht, wird erst der Schnitt geändert. Beim vornehmen Hemdenschneider in Paris oder Rom geht es etwas aufwendiger zu. Dort bastelt der Zuschneider zunächst einen Prototyp aus weißem Stoff (mit einem vorläufigen Kragen aus Pappe), der bei der Anprobe an Ihrem Körper getestet wird. Vorteil der Prozedur: Die Passform lässt sich bis ins kleinste Detail perfektionieren, auf dem Papp-Kragen kann die gewünschte Kontur auf den Millimeter genau eingezeichnet werden. Nachteil: Der Zwischenschritt kostet Zeit und er treibt den Preis in die Höhe.

Muss die Anprobe also sein? Nicht, wenn der Schnitt nur minimal vom Konfektionshemd abweicht.

4. Nachbestellungen

In ihren Prospekten versprechen es Versand-Hemdenmacher im Chor: Nachbestellung ganz bequem per Telefon. So viel stimmt: Wenn Sie einmal geordert haben, kriegen Sie regelmäßig Stoffproben ins Haus, zur Bestellung muss nur die Nummer des gewünschten Dessins durchgegeben werden. Theoretisch können Sie die Hemden also wirklich vom Sessel aus kaufen. Enttäuschungsgefahr droht aber, wenn Sie nur ein- oder zweimal jährlich Ihre Bestände aufstocken. Denn in der Zwischenzeit kann sich Ihr Gewicht geändert haben, die Maße stimmen dann nicht mehr, das Hemd passt nicht. Deshalb vorm Nachbestellen kurz auf die Waage und notfalls neu vermessen. Diese Probleme vermeiden Sie, wenn Sie beim Ausstatter bestellen. Der checkt Sie gern vor jeder Nachbestellung mit dem Maßband durch

BAUMWOLLE ODER NICHT – ALLES ÜBER HEMDENSTOFFE

Von Batist bis Voile – Das Baumwoll-Abc

BATIST

Leichtes Gewebe in Leinwandbindung aus sehr feinen und hochwertigen Garnen.

BAUMWOLLFLANELL

Flauschig weiche Qualität in Leinwand- oder Köperbindung, meist für Freizeithemden.

BAUMWOLLTWILL

Eher schwere Ware für Freizeithemden mit der typischen Diagonalstruktur einer Köperbindung.

BAUMWOLLPOPELINE

Stoffe in Leinwandbindung mit wesentlich mehr Kettfäden als Schussfäden, je nach verwendetem Garn werden sie Einfach-, Halbzwirn- oder Vollzwirn-Popeline genannt.

END-ON-END

Eine Sorte von Hemdenstoffen, die mit zwei Kettfäden in unterschiedlichen Farben gewebt werden, um einen charakteristischen Mehrfarbeffekt zu erzielen (auch Fil-à-fil genannt).

OXFORD

Leicht körnige Ware, wird mit Kett- und Schussfäden aus unterschiedlich gefärbten Garnen gewebt. Dies lässt Oxfords mehrfarbig schimmern.

VOILE

Hauchdünn und schleierartig transparent, einer der feinsten Stoffe für Hemden überhaupt (zum Smoking oder als Sommerhemd). Trotz ihrer Feinheit sind gute Voiles sehr haltbar.

LEINEN

Von durchsichtig bis richtig schwer – Leinen gibt es für alle Lebenslagen. Zum Sommeranzug sind leichte Qualitäten wahrhaft cool.

SEIDE

Für viele der ultimative Luxus! Wie die bunten Teile aus dem Kaufhaus sehen gute Seidenhemden übrigens nicht aus, sie erinnern mehr an feinste Baumwolle.

WOLLE

Kratzt das nicht? Nicht unbedingt, feine Qualitäten sind seidenweich. Warm ist ein Wollhemd aber auf jeden Fall und rustikal dazu. Deshalb nur was für den Freizeitlook.

BAUMWOLLE UND WOLLE

Ein echter Winterklassiker, mit Karos sehr beliebt für den englischen Country-Look. Aber Vorsicht: Wer empfindlich auf Wollfasern reagiert, bekommt auch von der Mischung Juckreiz.

WORAUF KOMMT ES BEI HEMDENSTOFFEN AN? Markus A. Heller ist Managing Director bei der Alumo Textil AG in Appenzell, einer Schweizer Edelweberei für feinste Hemdenstöffchen. Der Marketingexperte sieht zwei Aspekte: «Erstens die klassischen Qualitätskriterien. Ein guter Hemdenstoff darf auch nach häufigem Waschen nicht einlaufen. Wir garantieren bei unserer Ware eine maximale Schrumpfung von 1,5 Prozent, das ist ein absoluter Spitzenwert. Außerdem sollte sich das Gewebe seidig anfühlen, gut atmen und nicht ‹chemisch› riechen. Zweitens der Umweltaspekt. Wir meinen, dass Mode nicht auf Kosten der Natur gehen darf, deswegen ist unsere Produktion ökologisch ausgerichtet.»

WASCHEN UND BÜGELN

Es soll Männer geben, die ständig T-Shirts tragen, weil sie die nicht bügeln müssen. Ganz klar, Hemden machen schon mehr Arbeit. Aber so schlimm ist es auch wieder nicht, denn fürs Waschen, Aufhängen und Bügeln gehen pro Hemd höchstens 15 Minuten drauf. Wer sieben Hemden pro Woche verbraucht, investiert gerade mal eine Spielfilmlänge.

Das Waschen geht ganz einfach. Erst die Hemden nach farbigen und weißen Stoffen sortieren, dann ab damit in die Trommel. Für die farbigen Hemden immer ein Waschmittel für Buntes verwenden, sonst bleichen sie zu schnell aus. 30 oder 40 Grad reichen, Vorwäsche muss nicht sein. Weiße Baumwollhemden können bei Bedarf auch 60 Grad vertragen, normalerweise reichen aber niedrigere Temperaturen aus.

Nach dem Waschen und Schleudern auf der Leine aufhängen. Vorsicht vorm Wäschetrockner, er kann die schönen Teile auf Kindergröße schrumpfen lassen. Am einfachsten bügelt sich der Stoff, wenn er noch etwas feucht ist. Nur leider haut das meistens nicht mit dem Timing hin. Immer, wenn der Stoff gerade richtig ist, wollen Sie mit Ihrer Süßen ins Kino oder die Bar. Kein Grund, zu Hause zu bleiben, denn es gibt ja Dampfbügeleisen. Wenn Ihnen (oder Ihrer Katze) das Zischen dieser Geräte auf den Geist geht, müssen Sie nicht mit knitterigen Hemden ins Büro. Sie können den Stoff vorm Plätten auch mit einer Sprühflasche befeuchten. Am besten stecken Sie die besprühten Hemden für eine halbe Stunde in eine Plastiktüte, dann verteilt sich die Feuchtigkeit schön gleichmäßig im Gewebe.

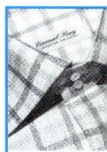

Angst vorm Bügeln ist überflüssig, es geht ganz leicht. Mit den Ärmeln beginnen, die bügeln Sie auf beiden Seiten schön glatt. Knopfmanschetten am besten rund bügeln, also ohne Knick. Nun zur Schulterpasse. Sie wird auf dem Brett ausgelegt und mit der Stahlsohle geglättet. Anschließend geht es mit dem heißen Eisen von beiden Seiten über den Kragen. Den Knick müssen Sie übrigens nicht hineinbügeln, er kommt von ganz allein, wenn Sie später den Kragen umlegen. Danach ist der Rücken dran – Vorsicht bei den Bewegungsfalten unter der Schulterpasse, für sie braucht es ein bisschen Übung. Zum Schluss die beiden Frontseiten. An der Knopfleiste darauf achten, dass sich an ihrer Unterseite keine Falten bilden, die tragen sonst nach dem Zuknöpfen auf. Ein Anfänger benötigt für die Prozedur etwa 20 Minuten, Plätt-Profis schaffen es in unter 10.

Wichtig: Die frisch gebügelten Hemden nicht sofort anziehen, sondern erst auskühlen lassen. Am offenen Fenster oder im Durchzug geht das ratzfatz. Wer den Platz dafür hat, lagert die Hemden hängend auf einem Bügel. Der Kragenknopf muss dafür übrigens nicht geschlossen werden, sonst fingern Sie dabei gleich wieder Falten in den Stoff. Und noch ein Tipp zum Schluss: Stark zerknitterte Hemden können Sie an Brust und Rücken auch zusätzlich von der Innenseite plätten.

Hemden – richtig waschen lassen

Wozu lässt Mann sich eigentlich Initialen ins Hemd sticheln? Damit das Lieblingsshirt in der Wäscherei nicht verloren geht. So sagt jedenfalls die Legende. Wir raten: Besser da waschen und bügeln lassen, wo jedes Hemd einen vernünftigen Auftragszettel kriegt. Wenn die Hemden nur anhand der eingestickten Buchstaben auffindbar sind, ist die Wäscherei definitiv zu schlecht organisiert. Worauf sie sonst noch achten müssen, erfahren Wasch- und Bügelmuffel hier:

1. Vorsicht vor Stärke

Mag sein, dass die kleine Wäscherei um die Ecke so Vertrauen erweckend altmodisch aussieht. Alte Waschmaschinen sind auch völlig okay, alte Waschgewohnheiten können Ihren Shirts aber gefährlich werden. Denn: Stärke ruiniert auf Dauer die feine Faser. Wenn die Waschfrau nicht auf die bewährten Hemdenversteifer verzichten will, besser neue Wäscherei suchen.

2. Vorsicht vor der Mangel

Hemden handgebügelt! Mit solchen Angeboten werden gestresste Männer ins Geschäft gelockt. Oft heißt «handgebügelt» aber nur, dass die Heißmangel manuell bedient wird. Vor diesem Gerät haben Hemden zu Recht einen Horror. Denn «heiß» bedeutet meistens zu heiß für die Baumwolle: Das Hemd schrumpft. Und «Mangel» verspricht mangelhafte Bügelleistung: Statt Kragen und Manschetten gekonnt in Form zu bringen, werden sie brutal plattgewalzt. Die Folge: übermäßige Abnutzung und abgestoßene Kanten.

3. Vorsicht im Hotel

Der Pariser Luxus-Chemisier Charvet schneidert für viel VIPs und Promis. Einer von ihnen ist ein US-Außenminister a.D. Obwohl er sich was Feineres leisten könnte, ordert er seine weißen Hemden immer aus besonders strapazierfähigen Stoffen. Grund: Der Vielflieger muss seine Klamotten meistens im Hotel reinigen und waschen lassen, und da geht man nicht besonders zimperlich vor. Der Aushilfe in der Wäschekammer ist es wurscht, ob auf der Waschanleitung «30 Grad» oder «Handwäsche» steht. Ab damit in die Trommel mit der 90-Grad-Wäsche. Und was das Bügeln angeht: Siehe Punkt 2.

4. Vorsicht vor dem Bügel

Da streiten sich die Geister: Soll die Wäscherei das Hemd zum Paket gefaltet und in Zellophan verpackt abliefern oder hängend auf dem Bügel? Die Antwort ist einfach. Für Reisen bitte auf DIN-A-4-Format zusammenlegen lassen, für zu Hause auf den Bügel. Dort sollten Sie Ihre Shirts aber nicht zu lange hängen lassen. Erstens drückt die Schwerkraft kleine Längsrillen in die Schultern, zweitens droht Fleckengefahr. Ältere Drahtbügel haben schon mal Roststellen, und die können böse schmutzen. Also gleich runter mit den Hemden vom spillerigen Metallteil und auf gut geformte Holzmodelle umhängen.

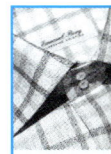

IN FÜNF SCHRITTEN ZUM ERFOLG: KNOPFANNÄHEN LEICHT GEMACHT

Der Knopf ist ab! Und nun? Drei Möglichkeiten: Die Süße um Hilfe bitten, vielleicht hat sie Lust, das Problem zu beheben, was aber nicht sehr wahrscheinlich ist. Alternativ sitzt um die Ecke ein Schneider, der Ihnen noch einen Gefallen schuldet. Oder Sie greifen selbst zu Nadel und Faden.

1. WAS BRAUCHEN WIR?

Einen Faden in der passenden Farbe und Stärke, eine Nähnadel, nicht zu dick für den feinen Stoff, Schere und Fingerhut. Woher nehmen? Auf keinen Fall ungefragt aus Mausis Nähkasten, das mag sie gar nicht. Besser ein Nähset kaufen oder schenken lassen. In manchen Hotels gibt es so was auch gratis im Pappetui. Und schon kann es losgehen.

2. EINFÄDELN

Man fädele etwa 40 cm Faden durch das Nadelöhr. Am besten geht das, wenn Sie am Vorabend nicht zu lang gefeiert haben. Wer den Tatter hat, kann sich auch mit einem Einfädeler helfen, den gibt es beim Nähbedarf. Einfädeln heißt ganz genau: den Faden bis zur Hälfte durchziehen und an beiden Enden zusammenknoten.

3. KNOPF POSITIONIEREN

Wenn Sie Glück haben, baumelt der Knopf noch an einem bisschen Faden. Das spart den Ersatzknopf (bei guten Hemden werden Reserveknöpfe mitgeliefert), und Sie sehen genau, wo der Knopf vorher angenäht war. Einfach den Fadenrest ziehen und die

Stelle merken, dann den Knopf über das winzige
Löchlein legen und festhalten.

4. DAS ANNÄHEN

Die Nadel von der Rückseite durch die alte
Einstichstelle stecken und in eines der Löcher im
Knopf schieben. Ganz sachte ziehen Sie nun am
Doppelfaden, bis er mit dem Knoten am Stoff hängen bleibt. Bitte darauf achten, dass sich der Faden
dabei nicht verdreht. Jetzt die Nadel wieder von
oben durch das gegenüberliegende Loch an der
Einstichstelle von eben durch den Stoff schieben,
vorsichtig festziehen (bei diesen ersten Stichen
gefühlvoll vorgehen, sonst zerren Sie den Knoten
durch den Stoff, und dem Knopf fehlt die Veranke-
rung). Auf Abstand zwischen Knopf und Stoff
achten, sonst kriegen Sie das Perlmuttscheibchen
später nicht durch das Knopfloch. Bei dicken Stoffen
der Nadel mit dem Fingerhut nachhelfen, nie mit
dem Fingernagel – da drohen böseste Verletzungen!

5. DER ABSCHLUSS

So geht das immer weiter, wobei Sie abwechselnd
durch alle Knopflöcher stechen. An der Rückseite
darf sich kein Fadengewirr bilden. Steht etwas heraus, vorsichtig zurechtzupfen, erst dann weiterma-
chen. Auf keinen Fall die Fäden kappen, sonst fällt
der Knopf ab. Und immer dran denken: Es geht nicht
darum, einen 20-Kilo-Spiegel aufzuhängen, sondern
nur um ein bisschen Perlmutt. Sie müssen also
nicht den kompletten Faden aufbrauchen. Wenn der
Knopf festsitzt, schieben Sie die Nadel von oben
durch ein Knopfloch, stechen aber nicht durch den
Stoff. Stattdessen wickeln Sie den Faden ein paar

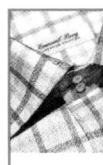

Mal um den Stiel, der den Knopf hält. Dann durchstechen und an der Rückseite die Nadel ein- oder zweimal durch den Faden durchschieben, der den Knopf jetzt hält. Nun machen Sie noch einen kleinen Knoten in den Faden, zurren ihn fest und schneiden den Nähfaden kurz hinter dem Knoten ab. Fertig! Wenn es nicht geklappt hat, Knopf abschneiden und gleich nochmal. Denn Übung macht bekanntlich den Meister.

FAQs – Was Sie immer schon über Hemden wissen wollten . . .

Frage: *Darf ich Baumwollhemden bei 90 Grad waschen?*
Antwort: Theoretisch kann Baumwolle das ab, praktisch lassen Sie es besser. Denn niemand kann vorhersagen, wie das Waschmittel mit dem Hemdenstoff bei dieser Temperatur reagiert. Überflüssig ist sie sowieso, denn 40 Grad (oder maximal 60 Grad) reichen völlig aus.

Frage: *Wieso fallen bei neuen Hemden immer so schnell die Knöpfe ab?*
Antwort: Weil die heute fast alle mit der Maschine angenäht werden. Sie kann den Faden am Ende nicht so schön festzurren und verknoten wie wir. Nur bei ganz teuren Hemden werden die Knöpfe wirklich noch wie bei Muttern angenäht.

Frage: *Meine Hemden laufen mit der Zeit ein. Woran liegt das?*

Antwort: Starkes Schrumpfen deutet auf mindere Stoffqualität hin. Denn die Webereien garantieren nur bei bester Ware minimales Einlaufen. Ein ganz leichtes Schrumpfen lässt sich jedoch nicht vermeiden, weil die Fasern einem ständigen Wechsel von feuchter Wärme (beim Tragen) und Hitze (Waschen und Bügeln) ausgesetzt sind.

Frage: *Ich benutze einen Deostift. Er hinterlässt Flecken unter der Achsel, die beim Bügeln dunkel und hart werden. Wie kriege ich die weg?*

Antwort: Starke Verschmutzungen dieser Art sind leider nicht zu entfernen. Für die Zukunft versuchen Sie es mit weniger Deo (ein- oder zweimal rübergehen reicht). Dann überprüfen Sie, ob Ihre Sakkos zu eng im Armloch sind. Wenn ja, kommt das Hemd zu dicht an die Achselhöhle (und damit das Deo). Wenn beide Maßnahmen nichts bringen, die Deoflecken vor der Wäsche mit flüssigem Waschmittel behandeln und bei 60 Grad waschen (vorher Waschanleitung checken!). Eventuell hilft auch ein Prewash-Spray.

Frage: *Oft sehe ich Hemden in den Größen S, M oder L oder 39 / 40 oder 45 / 46. Wie ist es da mit der Kragenweite?*

Antwort: Viele verschiedene Größen bedeuten viel Ware im Geschäft (und damit ungewollte Kapitalbindung). Deshalb sind Schätz-Größen beim Handel äußerst beliebt. Sie sind okay für Freizeithemden, weil die locker sitzen sollen. Beim Businesshemd zur Krawatte muss aber die genaue Kragenweite her.

4. KAPITEL

Die Krawatte

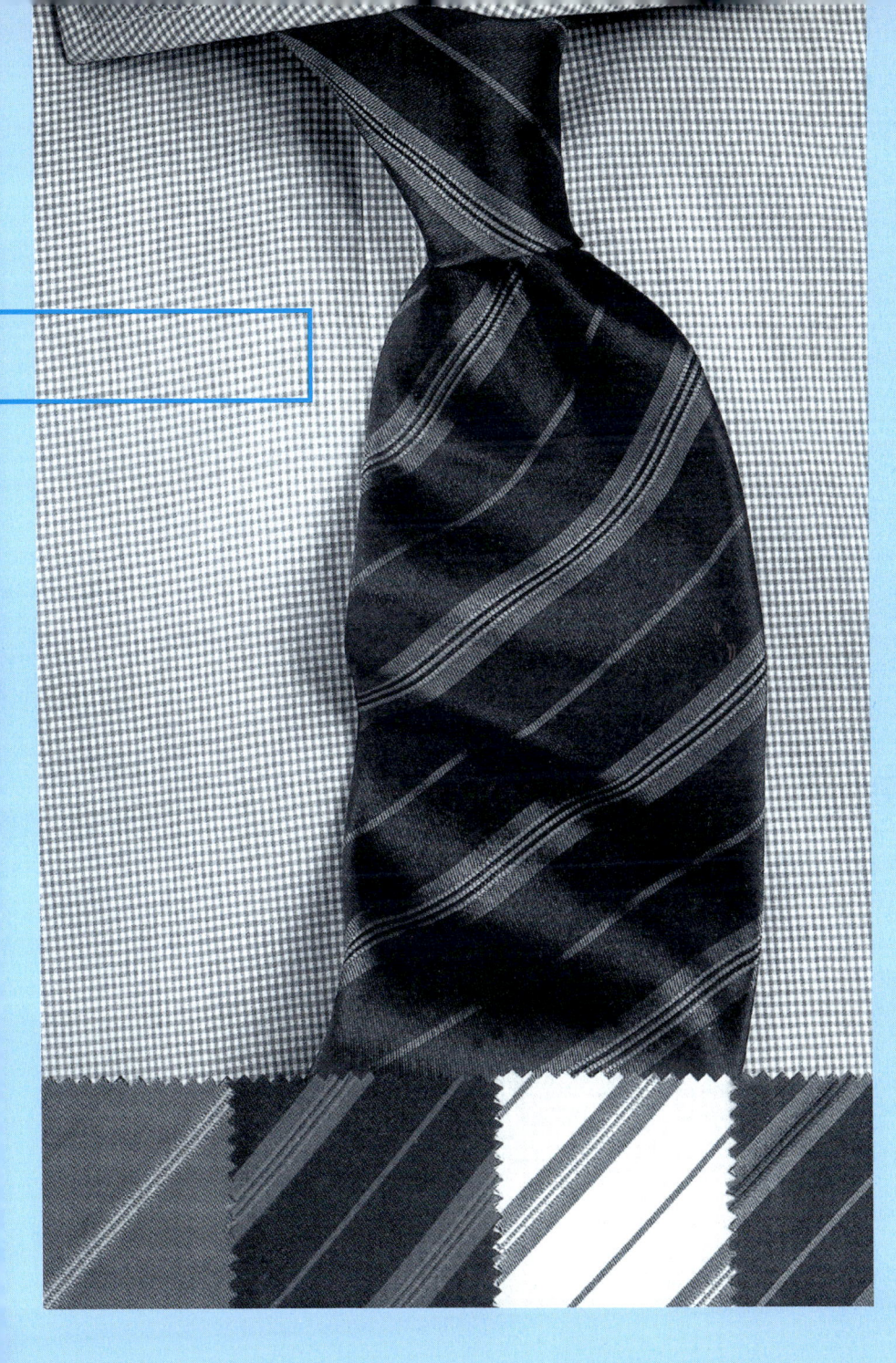

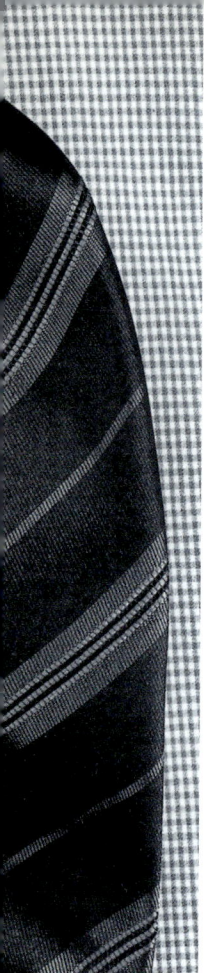

WARUM KRAWATTE TRAGEN?

Frauen werden nie ganz verstehen, warum sich manche Kerle ständig neue Krawatten zulegen: «Du hast doch schon einen ganzen Haufen davon.» Ja, aber so eine noch nicht. Und schon wieder wird die Kreditkarte gezückt. Ganz klar, Krawatten können süchtig machen. Warum, das versteht der Krawattenhasser genauso wenig wie die Mädels: «Was ist denn schon dran an diesen blöden Seidendingern?» Antworten auf diese Frage bietet unsere Liste der acht ultimativen Gründe, Krawatte zu tragen:

1. KRAWATTEN VERHINDERN KRIEGE

Wenn Politiker beim Gipfeltreffen erst mal ihre Binder vergleichen, lockert das die Atmosphäre auf.

2. KRAWATTEN SORGEN FÜR BESSEREN SEX

Das Vorspiel dauert länger, weil Ihr Date erst mal den Knoten lösen muss.

3. KRAWATTEN BRINGEN GELD

Mit einer guten Krawatte um den Hals steigen die Chancen auf eine Gehaltserhöhung.

4. KRAWATTEN ENTLASTEN DAS ARZNEIMITTELBUDGET

Der Schlips wärmt im Winter den Hals, die Gefahr von Erkältungen sinkt.

5. KRAWATTEN SCHÜTZEN VOR RHEUMA

Täglich Knoten schlingen hält die Fingergelenke geschmeidig.

6. KRAWATTEN MACHEN SATT

Ohne Binder kommen Sie in manche Restaurants nicht rein.

7. KRAWATTEN SENKEN DEN CHOLESTERINSPIEGEL

Geschäftsleute verzichten auf das Frühstücksei, weil sie Eigelbspritzer fürchten.

8. KRAWATTEN VERBESSERN DIE LEBERWERTE

Wer viel Geld für Krawatten ausgibt, lässt weniger in der Kneipe.

WAS JEDER ÜBER DIE KRAWATTE WISSEN SOLLTE

DIE FORMEN

Es gibt drei Arten von Krawatten: den Langbinder, die Schleife und den Plastron. Mit anderen Worten Schlips, Fliege und dieses altmodische Ding, das die Männer in alten Filmen mit Vatermörderkragen zum Cut tragen.

DAS MATERIAL

Das beste Material für Krawatten ist Seide, bedruckt oder gewebt. An zweiter Stelle rangieren Wolle, Kaschmir und Mischgewebe, zum Beispiel Seide mit Baumwolle. Zudem werden Binder gestrickt, aus Seide, Wolle und allen anderen Fasern. Synthetik war in den Sechzigern und Siebzigern ein total angesagtes Material für knallbunte Schlipse, heute kommt Kunstfaser aber nicht mehr in die Tüte.

DIE KONSTRUKTION

Wie entsteht ein Binder? Man nehme ein großes Stück Stoff, vorzugsweise Seide, und falte es in Krawattenform. Damit es diese Form behält, wird der Stoff in der Mitte zusammengenäht. Und weil er an

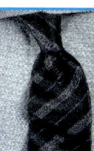

den Schnittkanten sonst ausfranst, werden seine Ränder umsäumt. Das ist alles? Im Prinzip ja. In 99 Prozent der Fälle kommen aber noch drei Komponenten hinzu: Im Inneren eine Einlage aus Baumwolle oder Wolle, das gibt der Krawatte mehr Volumen, an der Spitze ein bisschen Futterstoff und innen an der Breitseite eine Halteschlaufe für das schmale Ende.

DER PREIS

Der Preis der Krawatte hängt von drei Faktoren ab: Stoffqualität, Herstellungsmethode und Label. Seide ist teurer als Nylon, das ist klar. Doch auch bei der Edelfaser selbst gibt es Unterschiede, deswegen finden wir Seidenkrawatten für 10 Euro und 100 Euro. Das Label ist natürlich auch ein Preistreiber, vor allem bei Designerkrawatten. Eine handgenähte Krawatte aus guter Seide muss nämlich nicht für mehr als 70 Euro verkauft werden. Liegt der Preis sehr weit darüber, zahlen Sie für den Namen.

DIE HERSTELLUNGSMETHODE

Es gibt drei Macharten. Sie unterscheiden sich im Wesentlichen dadurch, wie die Krawatte an ihrer Innenseite zusammengenäht wird. Ganz billig macht es die normale Nähmaschine, ihr Nachteil: Die Naht gibt nicht nach. Mittelklassekrawatten bekommen immerhin schon eine flexible Naht verpasst, allerdings auch maschinell. Edelbinder aus der Manufaktur werden von Hand gestichelt.

FACHAUSDRÜCKE

Eigentlich gibt es nur bei einem Begriff Erklärungsbedarf: Jacquards. So nennen sich Seidenstoffe mit eingewebten Mustern (im Gegensatz zur bedruckten

Ware), deswegen heißen die Binder aus diesem Material auch Jacquardkrawatten. Ansonsten können Sie ganz ohne Fachchinesisch eine ausführliche Krawattendiskussion führen. Dass Sie schmale Krawatten mögen und an der Spitze ein auffälliges Futter vorziehen, lässt sich schließlich auch in ganz normalen Worten ausdrücken.

BINDUNGSWILLIG?
DIE KNOTEN

«Schatzi, kannst du mir mal die Krawatte binden?» Die Frage kommt nicht von einem Konfirmanden, ein Enddreißiger steht mit dem Schlips in der Hand vor seiner Verlobten. Höchste Zeit für den Mann, wenigstens den einfachsten Knoten zu lernen. Aber keine Sorge, es geht wirklich ganz leicht. Videorecorder zu programmieren ist jedenfalls viel schwerer.

Am schnellsten beherrschen Sie den einfachen Knoten, auch «Four-in-hand» genannt. Vorteil: Er passt zu allen Krawatten, Kragen und Looks. Um ihn zu lernen, befolgen Sie einfach die Anleitung. Schwierig ist dabei nur, die Länge richtig hinzukriegen. Wenn der Knoten zugezogen ist, sollten beide Enden etwa gleich lang sein und die Gürtelschließe berühren. Beim Lulatsch wird das nicht hinhauen, dafür ist die Krawatte mit durchschnittlich 1,45 Meter Länge zu kurz. Also wird sich allenfalls die Breitseite des Binders in Bundhöhe einpendeln, das dünne Ende dagegen auf Brusttaschenniveau. Männer im Bonsai-Format kämpfen dagegen meist mit zu langen Krawatten. Sie müssen das breite Ende beim «Four-in-hand»

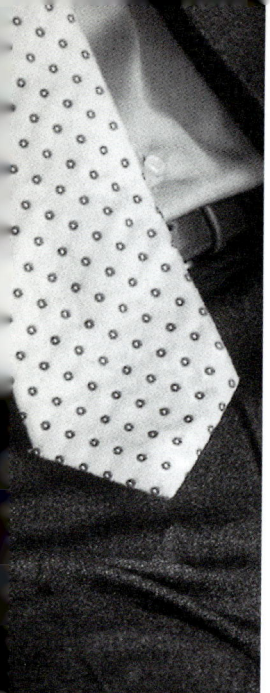

mehrmals herumwickeln, damit der Schlips nicht vorm Hosenschlitz herumbaumelt.

Wenn Sie das Binden knotentechnisch gemeistert haben, geht es an die hohe Schule des Krawattenstylings. Sie verlangt, dass vorm endgültigen Zuziehen eine Delle in das breitere Ende gedrückt wird, und zwar kurz unter dem Knoten. Der Fachmann nennt sie «dimple», was so viel wie Grübchen heißt. Einen sachlichen Grund gibt es dafür nicht, die Seide wirkt durch die kleine Vertiefung einfach üppiger, und der Knoten bekommt einen Hauch von lässiger Eleganz. Bei Krawatten aus bedruckter Seide hält sich der «dimple» nicht, das Material ist einfach zu glatt. Besser geht es bei griffigen Jacquards.

Ob man das schmale Ende nun noch durch die Schlaufe oder das Etikett schiebt, ist eine geradezu philosophische Frage. Der englische Gentleman sagt «yes please», der italienische Dandy «no grazie». Und wer hat Recht? Keiner von beiden, es ist wieder mal Geschmackssache. Doch einiges spricht für die Meinung des Südländers. Denn die Krawatte erinnert mehr an ein verwegen geschlungenes Seidentuch, wenn beide Enden locker aus dem lose gebundenen Knoten ragen.

Doppelte Knoten sind etwas schwieriger, gehören aber nicht unbedingt ins Repertoire. Denn durch das mehrfache Herumwickeln wird der Knoten sehr dick und die fertig gebundene Krawatte verkürzt sich arg. Das ist nur bei kleineren Männern ein Vorteil, der Nachteil des allzu prominenten Knotens wirkt sich dafür bei einer zierlichen Gestalt umso krasser aus. Gut macht sich der Doppelknoten sowieso nur beim Haifischkragen, ein einfach gebundener Knoten in einem schweren Seiden- oder Kaschmirbinder kommt aber meistens besser.

Den größten Horror haben Männer vor der Schleife. Dabei knotet sie sich genauso leicht wie ein Schnürsenkel. Das können Sie ruhig wörtlich nehmen, denn das Prinzip ist das gleiche. Binden Sie deshalb die Schleife ohne Spiegel wie ein Schuhband. Dann im Spiegelbild das Ganze so lange zurechtzupfen, bis es hinhaut. Ein bisschen Zeit sollte auf jeden Fall eingeplant werden, also nicht erst eine halbe Stunde vor dem großen Ball anfangen. Dass die selbst gebundene Schleife nie ganz perfekt ist, gehört übrigens dazu. Also nicht verzweifeln!

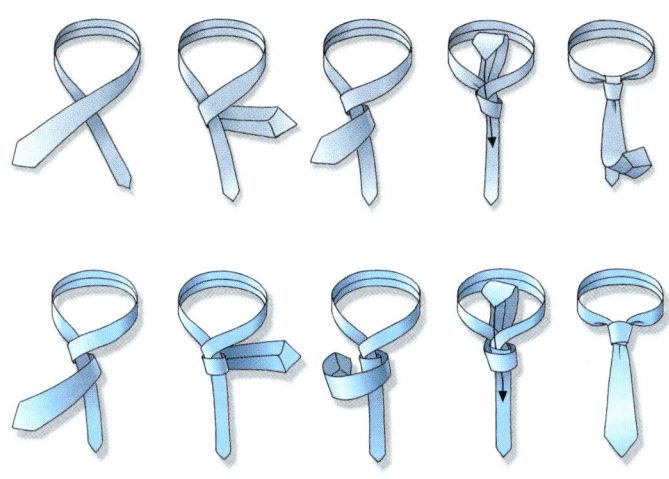

MACH 'NE FLIEGE

Kennen Sie Herrn Wesp vom Wetterbericht im ZDF? Nein? Das ist der Meteorologe mit der Fliege. Und schon fällt der Groschen. So geht es jedem, der Schleife trägt, er fällt einfach auf. Im Trend waren Querbinder zuletzt in den Fünfzigern, aber auch nur ein bisschen. Es ist sicher praktisch, dass man so ein Teil nur schwer bekleckern kann. Ist das aber Grund genug, wie ein Komiker rumzulaufen? Sie würden sich so ein Teil ohnehin nie umbinden? Das sollten Sie nicht zu laut sagen. Wenn es der Modeteufel will, ist Fliege plötzlich mega-in. Wer jetzt lacht, sollte mal an sich runtergucken. Vielleicht sehen Sie da einen Pullunder. Dass diese Unsäglichkeit aus den Siebzigern je wieder auf dem Laufsteg erscheinen würde, hätte auch niemand gedacht. Also, liebe Fans querer Bindungen, haltet durch, irgendwann seid ihr ganz hip!

STOFF FÜR KRAWATTEN

In manchen Krawatten findet sich ein Etikett mit dem Hinweis «Reine Seide». Das sollte ja wohl selbstverständlich sein! Ist es leider nicht, denn noch immer gehören Nylonbinder zum Angebot der Kaufhäuser. Dass es sie gibt, heißt aber nicht, dass Sie so was kaufen. Denn selbst im kleinsten Budget findet sich genug für eine Krawatte aus Naturfasern.

SEIDE

Bedruckt oder gewebt, Seide ist der Stoff für Krawattenträume. Die gewebten Jacquardschlipse schimmern edel, lassen sich aber manchmal nicht so gut binden. Trotzdem ziehen Stylingexperten sie meistens vor.

KASCHMIR

Seidenglanz bieten sie nicht, dafür sind sie unglaublich weich und schmiegsam – eben Kaschmir. Männer mit Durchblick in Sachen Stil tragen sie fast so oft wie Seidenbinder, vor allem in der kalten Jahreszeit.

WOLLE

Noch ein Insidertipp: Wolle ist zwar nicht so edel wie Kaschmir, kann aber genauso raffiniert sein. Einfachheit ist dabei Trumpf. Zum Beispiel dunkelblaue Wollkrawatte zum schiefergrauen Flanellanzug.

MISCHGEWEBE

Typische Mischungen sind Seide und Baumwolle, Seide und Leinen, Kaschmir und Wolle, Wolle und Seide. Je nach Anteil der Garne überwiegt der Charakter des einen oder des anderen Faserbestandteils.

STRICK

Strick ist kein Material, sondern eine Machart. Als Garn kommt alles infrage, am gängigsten sind Seide und Wolle. Beim Stichwort Strick denkt jeder zuerst an einfarbige Krawatten (ganz klassisch sind Dunkelblau oder Weinrot), die Strickmaschine gibt aber auch Muster aller Art her.

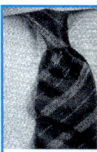

DIE SIEBEN-FALTEN-KRAWATTE: DER INSIDER-BINDER Der Normalo fährt einen Fünfer-BMW, der Freak M 5. Wer bei der Krawatte das Besondere im bescheidenen Gewand schätzt, bindet sich eine Sieben-Falten-Krawatte um. Mit viel Knitter und Knautsch oder Schneewittchen hat der Name nichts zu tun, das Ding heißt so, weil ein großes Stück Seide erst nach siebenmaligem Falten Krawattenform bekommt. Der Gag daran: Der viele Stoff macht den Binder so dick und schwer, dass keine zusätzliche Einlage Volumen geben muss. So ein siebenfaches Wunderwerk besteht wirklich nur aus Seide und ein bisschen Garn. Natürlich ist der siebenfache Binder nicht ganz billig, viel mehr als eine Tankfüllung für den Sportflitzer kostet er aber nicht.

MUSTER FÜR KNABEN –
DIE WICHTIGSTEN DESSINS
FÜR DIE KRAWATTE

Da stehen Sie in der Krawattenabteilung und es fehlen Ihnen die Worte. Wie zum Teufel heißt bloß dieses Muster, das der Kollege neulich anhatte? Und wie soll ich es beschreiben? «So eine Art Karo mit einem Streifen und ein bisschen Rot»? Der Verkäufer schüttelt nur den Kopf. Unsere Übersicht über die wichtigsten Dessintypen bei Krawatten hilft. Denn 90 Prozent aller Krawatten passen in eine der neun Kategorien. Und der Verkäufer weiß endlich, was Sie wollen.

1. Einfarbig

Bedruckt oder gewebt – einfarbige Krawatten gibt es in fast allen Tönen, in allen Stoffarten und in tausend Webarten. In dunkelblauer Jacquardseide ist sie übrigens die Understatement-Krawatte der Mode-Insider.

2. Gestreift

In bedruckter oder gewebter Seide, aus Wolle, Kaschmir oder Mischgeweben, als Regimentskrawatte oder mit frei entworfenen Farbkombinationen. Streifen bieten eine Welt von Binder-Möglichkeiten.

3. Allover

Mit «It's all over now, baby blue» hat das nichts zu tun, mehr mit «allüberall». Allover steht für Muster und Motive, die den Binder gleichmäßig bedecken. Zum Beispiel kleine Achtecke oder winzige Elefanten.

4. Punkte

Ein Mega-Klassiker unter den Mustern und in allen Punktgrößen zu haben – als Druck oder Jacquard, in Seide oder Wolle. Als Faustregel gilt: Je größer der Punkt, desto gewagter.

5. Paisley

Es gilt als typisch britisch, doch das Paisleymuster stammt eigentlich aus dem Orient. Die wild wirbelnden Fruchtbarkeitssymbole wirken am besten auf pudrig-matter Seide.

6. Geometrische Muster

Manche sind so raffiniert gewebt, dass sie fast dreidimensional aussehen, andere flimmern Schwindel erregend. Solche Augentäuscher-Effekte machen geometrische Muster immer zum Hingucker.

7. Motive

Von den Hawaiikrawatten mit Palme und Sonnenuntergang der vierziger Jahre bis zum Souvenirbinder aus dem Louvre mit der Mona Lisa: Motivkrawatten gibt es in allen Geschmacksrichtungen von Kitsch bis Kunst.

8. Phantasiemuster

Floral, organisch fließend, klein oder riesengroß – bei den Phantasiemustern kann es der Designer richtig krachen lassen. Gerade deshalb sind diese Dessins mit Vorsicht zu genießen.

9. Schottenkaros

Zugegeben, ein weiter Begriff, denn es gibt Hunderte davon. Trotzdem weiß jeder sofort, was gemeint ist: eine Krawatte in Kilt-Optik – aus Seide, Wolle oder Kaschmir.

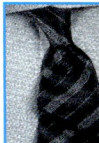

10. Glencheck, Pepita, Hahnentritt & Co.

Was dem Anzug recht ist, kann der Krawatte nur billig sein. Deswegen finden wir viele Sakkodessins auf dem Schlips wieder, meist als schwere Jacquardgewebe.

KRAWATTENKAUF
– WIE GEHT'S?

Krawattenkauf ist leicht, jedenfalls im Vergleich zur Jagd auf Anzüge und Hemden. Schließlich gibt es nur eine Größe. Dafür eine Million Farben und Muster. Und jede Menge Fragen: Wie viel muss ich anlegen? Worauf muss ich achten? Antworten liefert die Checkliste für den Krawattenkauf:

1. Zieldefinition

Was will ich? Was brauche ich? Was kann ich anlegen? Wenn ich einen Binder für eine Beerdigung suche, steht eins fest: Schwarz muss er sein und soll nicht viel kosten. Schließlich gilt es auf dem Friedhof nicht den Mode-Oscar zu gewinnen. Ergo: Ab ins Kaufhaus oder zur Krawattenboutique in der Fußgängerzone. Brauchen Sie dagegen einen edlen Schlips für das Date mit der neuen Flamme, sollten Sie tiefer in die Tasche greifen. Auf zum vornehmen Ausstatter – die Dame könnte schließlich was von Mode verstehen.

2. Blicktest

Wissen Sie, woran Sie die billige Vuitton-Kopie auf einen Blick vom Original unterscheiden können? Das Monogramm-Muster ist nicht perfekt auf der Tasche ausgemittelt, denn das würde zu viel Zeit kosten. Genauso ist das bei Krawatten. Von der gehobenen Mittelklasse aufwärts müssen regelmäßige

Muster sinnvoll und symmetrisch auf dem Binder verteilt sein. Streifen sollten beispielsweise bündig an der Kante abschließen.

3. Baumeltest

Der Stoff für gute Krawatten wird im 45-Grad-Winkel zugeschnitten. Ob das bei Ihrem Binderkandidaten auch der Fall ist, können Sie ganz leicht testen. Einfach die Krawatte am dünnen Ende nehmen und lang herunterbaumeln lassen. Wenn sie sich dreht, statt gerade zu hängen, zurück damit ins Regal. Hier wurde die Seide nicht im korrekten Winkel ausgerichtet, der Schlips bekommt dadurch einen extrem störenden Drall nach rechts oder links.

4. Tastprobe

Krawattenprofis sehen mit den Fingerspitzen. Das heißt, sie ertasten die Qualität. Bis die Experten das draufhaben, sind Kilometer von Stoff durch ihre Hände gegangen. Doch auch dem normalen Shopper kann sein Gefühl schon einiges über die Qualität der Seide sagen: Ist sie rau oder glatt, geschmeidig oder steif, elastisch oder knitterig? Das sind wichtige Fragen. Denn: Was Sie nicht gern anfassen, werden Sie auch nicht umbinden.

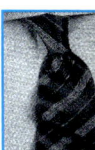

5. Die offenen Geheimnisse

Krawatten haben wenig Geheimnisse, das meiste steht groß und breit (oder klein und versteckt) auf den Labels geschrieben. Erst mal sollte irgendwo angegeben sein, woraus das Teil gemacht ist: «Reine Seide», «All Silk», «100 % Cashmere» oder «100 Prozent Polyester». Meistens gibt es ein Etikett mit einer dieser Angaben. Wenn nicht, dann steht es auf dem kleinen Label am dünnen Ende. Dort finden wir oft auch den Hinweis auf Herkunftsland und Herstellungsmethode. Wenn das «Made in» vor England, Italien, Deutschland oder Frankreich steht und Sie zudem noch «Handmade» lesen, halten Sie bestimmt was Gutes in den Händen.

DER PROFI-TIPP Was haben London, Mailand und Paris gemeinsam? Viele Top-Ausstatter der Modemetropolen schwören auf deutsche Krawattenmacherkunst. Deswegen lassen sie ihre handgemachten Binder in Krefeld am Niederrhein nähen – bei der 1908 gegründeten Manufaktur Ascot. Hermann Hasler ist dort Verkaufsleiter und Designer in einer Person, er gilt in der Krawattenwelt als Experte. Sein Rat: «Tasten Sie an den Rändern der Krawatten entlang, dann fühlen Sie, ob die Einlage die richtigen Ausmaße hat. Sie muss den Oberstoff exakt bis an den Rand ausfüllen, ist die Einlage nur einen Tick zu breit, wölbt sich die Krawatte. Ist die Einlage zu schmal, drückt sich der Binder an den Rändern ein. Bei handgenähten Krawatten darauf achten, dass die Stiche an der Innennaht dicht an dicht liegen. Sonst kann sich der Faden nach kurzem Tragen lösen.»

So bleibt die Krawatte länger fit

Wenn Sie in das Hosenbein Ihrer Flanellhose jeden Tag einen Knoten machen würden, wäre der Stoff bald hin. Bei der Krawatte erwartet dagegen jeder, dass sie auch nach hundertmal binden noch so gut wie neu ist.

1. Mit Gefühl binden

Den Riemen um den Koffer, die Schnur am Paket – beide dürfen Sie mit aller Kraft festzurren, je fester, desto besser. Die Krawatte sollten Sie dagegen mit Gefühl binden, das schont nicht nur das Material, der Knoten sieht auch besser aus.

2. Nach dem Tragen Knoten lösen

Bei manchen ist es Faulheit, andere kriegen den Knoten nicht wieder hin. Gründe gibt es genug, den Knoten nach dem Tragen nicht zu lösen. Das Teil als Schlinge über den Kopf zu ziehen ist zwar im Moment bequem, auf Dauer ruiniert es aber jeden Binder. Deshalb immer den Knoten aufbinden, bevor Sie den Schlips weghängen. Am besten so: die Krawatte lockern, über den Kopf nehmen und dann den Knoten öffnen.

3. Rollen statt Bügeln

Das wäre was für «Wetten, dass …?»: Ich bügele ohne Eisen diese Knitterstellen aus der Krawatte. Wie das geht? Ganz einfach, den Binder einfach aufwickeln, über Nacht wird alles wieder glatt. Wenn nicht, Wasser im Topf zum Kochen bringen und die Krawatte kurz in den heißen Dampf halten. Dann verschwinden die letzten Falten. Auf keinen Fall sollten Sie mit dem heißen Plätteisen auf den Binder losgehen. Messerscharf gebügelte Kanten haben bei Krawatten nichts zu suchen.

4. Krawatten sind wasserscheu

Mag ja sein, dass Schatzi ihre Seidensachen immer wäscht, Krawatten sollte man das Vollbad aber nicht antun. Erstens wird das Wasser beim Trocknen hässliche Ränder hinterlassen, zweitens könnte die Einlage schrumpfen. Ist die Krawatte übel besudelt oder völlig verschwitzt, muss sie in die chemische Reinigung (dazu unbedingt die Tipps Nr. 5 und 6 beachten).

5. Gleich weg mit dem Fleck

Von einem Mann aus der Krawattenbranche war zum Thema Flecken folgender Kommentar zu hören: «Binder wegschmeißen und einen neuen kaufen.» Dem schließen wir uns natürlich nicht an. Es sei denn, der Supergau ist eingetreten, weil ein Glas Tomatensaft auf der beigen Kaschmirkrawatte gelandet ist. Bei kleineren Unfällen helfen die patentierten Fleckentfernungstücher von Silk & Clean, manche Ausstatter geben sie gratis zur Krawatte mit. Sie sind wie Erfrischungstücher verpackt und riechen stark nach Chemie, sind aber sehr wirkungsvoll. Ansonsten hilft auch konventionelles Reinigungsbenzin oder Fleckenwasser. Notfalls können Sie den Binder komplett in solche Flüssigkeiten legen. Das hat den Vorteil, dass sich nach dem Trocknen keine Ränder um die behandelte Stelle bilden. Aber Vorsicht: Das Zeug ist brennbar

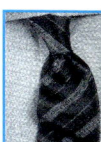

und gesundheitsschädlich, hantieren Sie damit nur am offenen Fenster oder im Freien. Ansonsten ist Vorbeugen die beste Maßnahme. Deshalb auf Reisen oder bei Geschäftsessen Hände weg von heller, bedruckter Seide. Selbst winzige Spritzer stechen auf solchen Bindern extrem ins Auge. Auf dunkler Jacquardseide bleiben kleine Flecken dagegen unsichtbar.

6. Vorsicht vor der chemischen Reinigung

Krawatten niemals in die erstbeste Reinigung geben, denn das könnte ihr frühzeitiges Aus bedeuten. Vor allem hochwertige Stücke sollten Sie nur Betrieben anvertrauen, die sich der Pflege handgemachter Kleidung verschrieben haben.

7. Liegen statt hängen

Es scheint die natürlichste Sache der Welt zu sein, Krawatten hängend aufzubewahren. Auch wenn es üblich ist, die ideale Aufbewahrungsmethode ist das nicht. Binder lagern nämlich am liebsten liegend, am besten aufgerollt in einer Schublade. Das erleichtert erstens den Überblick und zweitens bleiben die Teile immer schön glatt. Wenn sie dagegen an einem Kleiderbügel zwischen den Anzügen herumhängen, bekommen die Binder schnell Druckstellen ab. Und Strickkrawatten leiern in der Senkrechten sogar aus. Also, ab in die Waagerechte!

MUSS ICH DA KRAWATTE TRAGEN? DIE CHECKLISTE FÜR ALLE LEBENSLAGEN

Laut einer FOCUS-Umfrage würden 89 Prozent der Männer bei Trauerfeiern Krawatte tragen. Die Mehrheit hätte bei diesem Anlass also die richtige Wahl getroffen. Und Sie? Wenn Sie bei solchen und anderen Gelegenheiten unsicher sind, sollten Sie unsere Checkliste zurate ziehen:

Antrittsbesuch bei den zukünftigen Schwiegereltern

Kommt auf die Verlobte an, denn ihr müssen Sie in dem Moment gefallen. Trägt sie Hermès-Tuch und Barbour, ja, ist sie eher flippig, nein.

Büro

Es gilt die Regel: Nie eleganter als der Boss. Trägt er Krawatte, dann tun Sie es auch, wenigstens bei Meetings und vorm Kunden. Lässt der Chef den Binder konsequent weg, dann sollten Sie auch ohne kommen.

Familienfeste

Hängt von der Familie ab. Ist sie «schrecklich nett» und feiert entsprechend, dann lassen Sie den edlen Binder besser im Schrank. Geht es eher schnöselig zu, herrscht meistens auch Krawattenzwang.

Gericht

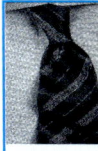

Ganz schwierig. Auf der Anklagebank kann ein korrektes Outfit Pluspunkte bringen. Zum Beispiel, wenn Sie wegen Erregung öffentlichen Ärgernisses vor dem Kadi hocken. Wer sich dagegen die Taschen mit fremdem Geld voll gestopft hat, gibt sich besser bescheiden.

Gottesdienst

Den lieben Gott können Sie mit dem Binder nicht täuschen, er weiß alles über Sie! Trotzdem ist Krawatte in Gotteshäusern nicht verkehrt, denn Sie zeigen durch korrekte Kleidung Respekt vor dem Glauben der anderen.

Nobelpreisverleihung

Für den Fall, dass sich Genies unter den Lesern befinden (wovon ich stark ausgehe), hier schon mal die verbindliche Auskunft: Bei der Preisverleihung in Stockholm herrscht strenger Frackzwang, das bedeutet: weiße Fliege.

Restaurant

Als Anhaltspunkt kann die Tischdekoration dienen. Wenn Stoffservietten und Platzteller vor Ihnen liegen, sind Sie mit Binder auf keinen Fall overdressed. Und wenn Sie nach dem Dessert noch einen Heiratsantrag planen, kann die Krawatte auch nicht schaden.

Standesamt

Als Gast oder Trauzeuge richten Sie sich nach dem Bräutigam, Sie dürfen ihn auf keinen Fall an Eleganz übertreffen. Der Bräutigam orientiert sich mit seinem Outfit an der Braut. Erscheint sie im Kostüm, dann wäre Krawatte für ihn ein Muss.

Theater

Setzen Sie sich zu Hause im Smoking vor die Stereoanlage, wenn Sie «Carmen» lauschen? Nein, denn privat können Sie die Musik auch nackt genießen. Im Konzertsaal ist man leider nicht allein (mit sich oder der Freundin), deswegen müssen Sie da schon irgendwas anziehen. Die Krawatte ist jedoch schon seit Jahrzehnten kein Muss mehr. Dennoch macht sie sich im Foyer sehr schön.

Vorstellungsgespräch

Ja! Und wenn es das erste und letzte Mal ist, dass Sie diese Firma mit Binder betreten. Von der Branche sollten Sie sich nämlich nicht täuschen lassen, denn selbst in ganz hippen Berufsfeldern ist der Personalfuzzi oft konservativ gekleidet.

FAQs – Wir liefern Binderweisheit

Frage: *Ich will einem Freund eine Krawatte schenken. Was nehme ich da am besten?*

Antwort: Was haben Krawatten und Reizwäsche gemeinsam? Beides sollten Sie im Freundeskreis besser nicht verschenken. Die Geschmäcker sind bei Bindern sehr verschieden, und niemand weiß genau, was das Geburtstagskind schon im Schrank hängen hat. Wer einem Mitmenschen trotzdem zu einem anständigen Schlips verhelfen will, schenkt Geld oder Gutschein.

Frage: *Mein Vater trägt immer Lederschlipse. Wie kann ich ihm das abgewöhnen?*

Antwort: Wenn er die schön findet, ist wahrscheinlich auch sein übriges Outfit verbesserungswürdig. Laden Sie ihn doch mal zum gemeinsamen Bummel ein, vielleicht gefällt er sich in anderen Klamotten. Wenn nicht, dann lassen Sie ihn in Ruhe. Jeder soll tragen, was er mag.

Frage: *Sind Binder mit kleinen Weihnachtsmännern zur Adventszeit okay?*

Antwort: Wenn Sie lange genug suchen, finden Sie sogar ganz schöne Weihnachtskrawatten. Als Gag beim privaten Advents-Event sind sie auch mal ganz witzig. Fürs Büro oder gar offizielle Anlässe sind solche Binder aber nichts.

5. KAPITEL

Die Schuhe

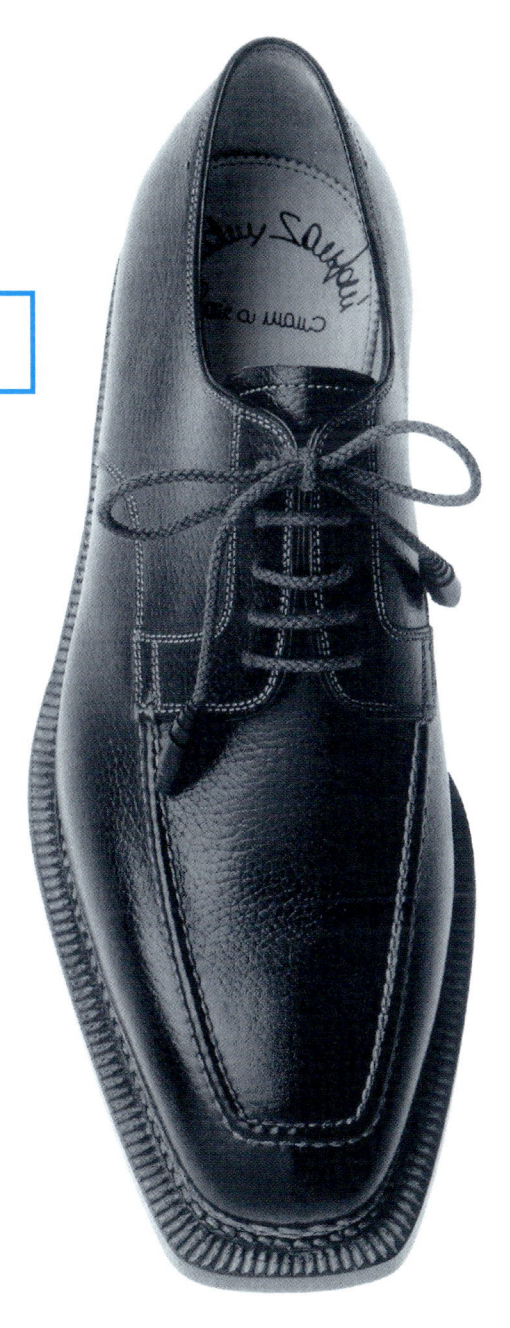

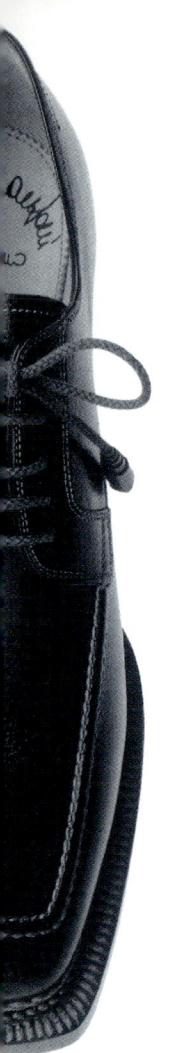

WAS KOSTET DER SPASS?

Stil-Gurus predigen: Ohne teure Schuhe kann das Outfit nicht perfekt sein. Stimmt! Nur ist teuer ein sehr relativer Begriff. Der eine schluckt schon beim Schuh für 150 Euro, beim anderen setzt die Kaufhemmung erst ab 600 Euro ein. Wo die Schmerzgrenze liegt, hängt vom Geldbeutel ab und von den Prioritäten. Deshalb lautet der beste Rat: So viel in Schuhe investieren wie möglich. Doch wie viel ist genug?

Laut Hauptverband der Deutschen Schuhindustrie gibt Mann hierzulande pro Jahr weniger als 200 Euro für seine Treter aus. Nicht für ein Paar, sondern gleich für drei. Das reicht natürlich nicht, um in Sachen Stil vorn mit dabei zu sein. Doch die Statistik täuscht, denn die Zahlen sind nur Durchschnittswerte. Enthalten sind darin alle Extreme. Vom Modemuffel, der alle zwei Jahre Schuhe für 50 Euro ersteht, bis zum wohl betuchten Schuhfreak, der regelmäßig Maßschuhe zu zwei Mille das Stück ordert – und das im halben Dutzend! Irgendwo dazwischen muss jeder seine Preisklasse finden.

Discounter-Schuhe werden geklebt. Das geht schnell und kostet nix. Leder hat bei solchen Tretern Seltenheitswert, wenn überhaupt, dann stammt es aus der untersten Schublade. Deswegen riecht es im Schuh-Center immer so schön nach Plastik. Solche Gurken sollte sich niemand antun, sie sind schlecht für die Füße und eine Zumutung fürs Auge. Interessant werden Schuhe leider wirklich erst ab rund 150 Euro. In dieser Preislage sind die Treter zwar höchstens durchgenäht, besser als geklebt ist das aber allemal.

Schuhfreaks können Sie damit leider nicht beeindrucken, sie reagieren nämlich nur auf ein Stichwort: rahmengenäht. Zu Recht, denn diese Machart bietet das Maximum an Passform, Lebensdauer und Formbeständigkeit. Wer sich und seinen Füßen die Krönung der Schuhmacherkunst gönnen will, muss mindestens 300 Euro über die Ladentheke wandern lassen. Da gutes Leder knapp wird und unsere Währung chronisch schwächelt, wird diese Grenze weiter nach oben rutschen. Spitzenprodukte aus England liegen schon jetzt bei satten 600 Euro.

Bei solchen Preisen können die meisten nur den Kopf schütteln. Klar, ein Tausender für Schuhe, das ist ganz schön happig. Doch die Investition lohnt sich. Denn Schuhe sind wichtig, fürs Outfit und als Wellness-Oase für die Füße. Und was den Preis angeht. Der ist längst vergessen, wenn Sie fünf oder zehn Jahre nach dem Kauf in den einst so teuren Schuhen am Schaufenster Ihres Ausstatters vorbeischlendern.

Die Modellpalette

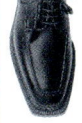
Klassiker

Oxford

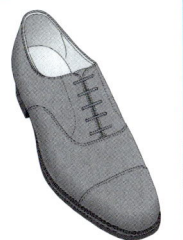

Schwarzes Kalbsleder, gerade Kappe, geschlossene Schnürung, dünne Ledersohle – der Business-Schuh schlechthin. Am besten rahmengenäht aus England oder den USA. Die Ausgabe lohnt sich, denn der Oxford ist seit über 100 Jahren in, unwahrscheinlich, dass sich das demnächst ändert. In den Eighties kam der Look auf, Oxfords in ganz hellem Kalbs- oder Rauleder zum dunklen Anzug zu tragen. Das sieht auf jeden Fall gut aus, bei spießigen Kollegen haben Sie damit aber schnell den Ruf als Dandy weg.

Wozu passen sie? Der schwarze Oxford ist der total konservative Büroschuh, er passt zum Klassikanzug. Wer den Anthrazit-Zweiteiler mit Oxfords in braunem Glatt- oder Rauleder kombiniert, outet sich gnadenlos als Stilexperte. Diese Lederarten kommen auch sehr gut zur Kombi aus edlem Sakko und dunkelgrauen Wollhosen.

Brogue

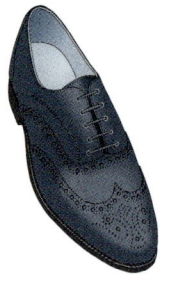

Das sind diese Schuhe mit den kleinen Löchern als Verzierung. Im Prinzip kann jedes Modell zum Brogue werden, wenn ihm die gestanzte Deko verpasst wird. Die geschweifte Spitze des Löchlein-Schuhs heißt Flügelkappe, der Fachmann nennt sie auch Wing Tip. Gerade Zehenkappe geht beim Brogue auch – Hauptsache gelöchert. Der Budapester ist die ungarische Version des britischen Originals. Erkennbar ist sie am eckigen Profil der Spitze, die ein bisschen wie ein Schiffsbug aussieht. Brogues müssen rahmengenäht sein, weil sie dann so richtig schön solide und knuffig aussehen. Aber Vorsicht: Die ganz derben Teile mit doppelter Ledersohle oder Profilunterbau können fürs Büro ein bisschen zu rustikal wirken, solche Treter kommen besser beim Spaziergang im Park.

Wozu passen sie? In Schwarz und Dunkelbraun zum Business-Outfit, in Braun zu Smart Casual und Freizeitlook.

Derby oder Blucher

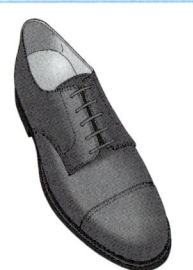

Beim Derby liegen die Seitenteile auf dem Vorderblatt, die Schuhbänder werden durch vier oder sechs Ösen gezurrt. Was wir Derby nennen, heißt im Amiland Blucher, das spricht sich «Bluuker» (und nicht etwa «Blatscher»). Der Derby ist besonders teuer, wenn er komplett aus einem Stück Leder geschnitten ist.

Norweger

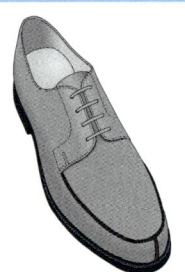

Der Vierte im Bunde der klassischen Schnürer. Norwegisch ist an diesem Derby die Spitze mit der Mittelnaht. Die Briten und Amis machen ihn rahmengenäht, mit einer dicken Sohle aus Leder oder Kunststoff hält er ein Leben lang. Die Italiener liefern die etwas preisgünstigere Variante, durchgenäht oder zwiegenäht mit auffälligen Nähten rund um den Rahmen. Die typische Farbe ist Braun, oft in körnigen Ledersorten.

Wozu passt er? Südlich der Alpen trägt Mann braune Norweger zum dunklen Anzug, bei uns ist das vielen zu gewagt. Nie verkehrt ist er zu bräunlichen Anzügen oder der Kombination aus Karosakko und Flanellhosen. Die Lieblingshosen des Norwegers sind aber Jeans, Chinos oder Cord.

Loafer

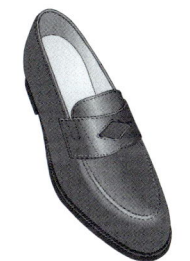

Viele Deutsche meinen, dass der Schuh zum Hineinschlüpfen auf Englisch «slipper» heißt. Falsch, er nennt sich auf der Insel Loafer, in Slippern schlurft der Brite nur im Schlafzimmer rum. Doch es gibt noch mehr Missverständnisse. So wird gern behauptet, dass Loafer und Anzug nicht zusammengehören. Tun sie doch! Ein eleganter Rahmengenähter ist der perfekte Partner für den feinen Zwirn.

Wozu passt er? In Schwarz kann ein schnittiger Loafer jeden Schnürer ersetzen, ebenso in dunklem Braun. In Hellbraun oder Beige – auch Rauleder – können Sie den Loafer nach dem Job gleich zur Jeans weitertragen. Im Sommer auch barfuß.

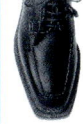

Tasselloafer

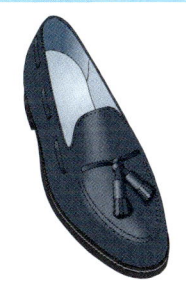

Der deutsche Mann ist im weltweiten Vergleich nicht gerade der größte Freund des Bömmelchenschuhs. Während die Amis ihn heiß und innig lieben, findet der Teutone ihn eher ein bisschen affig. Wer ihn trägt, muss deshalb mit den dummen Sprüchen der Kollegen leben. Wer das nicht kann, sollte beim Schnürer bleiben.

Wozu passt er? Entgegen allen Gerüchten können Sie ihn (wie andere Loafer) in Schwarz oder Dunkelbraun zum Anzug tragen, natürlich auch zum Zweireiher. Perfekt ist er auch zu Blazer oder Sakko und im Casualbereich zu Jeans, Chinos & Co. In schokobraunem Rauleder kommt er besonders gut.

Monkstrap

Monkstrap oder Monk nennen Briten und Amis den Schuh, der mit einer Schnalle geschlossen wird. Warum? Weil das

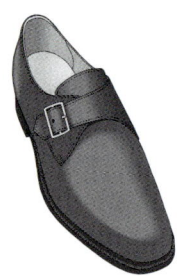

Messingteil entfernt an die Schließe einer Mönchssandale erinnert.

Wozu passt er? Man kann den Schnallentreter unbesorgt statt Schnürer oder Loafer zum Büroanzug tragen, allerdings nur klassische, rahmengenähte Modelle. Die dann auch gern in Braun oder hellem Rauleder. Modische Schlappen mit viereckiger Zehenkappe, Blockabsatz und Riesenschließe lassen Sie im Schrank (besser gar nicht erst kaufen).

Escarpin

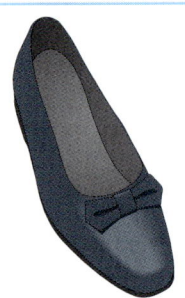

In den flachen Pumps aus schwarzem Lack- oder Kalbsleder lassen Sie sich sicherheitshalber nur nach Einbruch der Dunkelheit blicken. Es sei denn, Sie sind gerade auf dem Weg zum Rosenmontagszug. Der Escarpin ist ein echter Dino in der Modellpalette, denn er hat sich unverändert aus dem 18. Jahrhundert ins Jahr 2002 gerettet – als der einzig wahre Schuh zum Frack.

Wozu passt er? Wie gesagt zum Frack oder auch zum Smoking. Aber Vorsicht: Zu diesen Tretern müssen Sie stehen, denn blöde Bemerkungen gibt es garantiert.

Casual

Chukkaboots

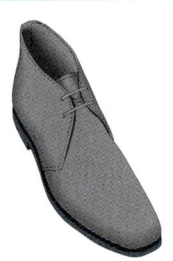

Der knöchelhohe Schnürer wurde zuerst von englischen Polospielern getragen. Authentisch ist er in mittelbraunem Rauleder mit Ledersohle, bei Schmuddelwetter bewährt sich eine wasserdichte Kreppsohle. Daneben wird er in diversen Glattledervarianten angeboten, sogar in Schwarz. Seinen sportlichen Touch verliert das Modell dadurch nicht.

Wozu passt er? Das Original aus braunem Rauleder ergibt Traumpaarungen mit Chinos, Jeans, Cord oder Moleskin. Glattledervarianten können Sie auch zum Anzug tragen.

Pennyloafer

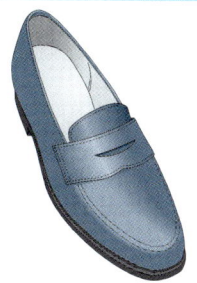

Er hat Schuld, wenn Leute meinen, dass Loafer nicht zum Anzug getragen werden dürfen. Der Original-Pennyloafer der Dreißiger war zum Bürozwirn nämlich wirklich zu leger, denn er machte kaum mehr her als ein lederner Hausschuh. Seinen Namen hat der Penny von dem Geldstück, das als Glücksbringer unter den Steg gesteckt wird.

Wozu passt er? Der Ur-Penny kommt in Schokobraun, Weinrot und Schwarz, dabei machen sich Braun und Bordeaux besonders gut mit Jeans und Chinos. In Schwarz passt der Penny am besten zu blauen oder weißen Jeans und grauen Flanellhosen.

Mokassin

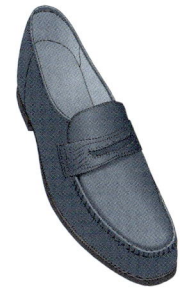

Klingt indianisch und ist es auch. Das Oberleder legt sich von unten um den Fuß und bildet dabei die Sohle. Für die Prärie war das okay, fürs Pflastertreten gibt es eine zusätzliche Schicht Leder oder Gummi. Damit sie richtig hält, wird sie durchgenäht. Bei Mokassins müssen Sie höllisch aufpassen, sonst ziehen Sie sich ein superbiederes Teil an Land. Obwohl die Italiener in Sachen Stil sonst mächtig was auf dem Kasten haben, liegen sie mit ihren Mokassins oft voll daneben. Richtig gut kommen nur der Loafer mit dem Trensengebiss aus Messing und der Autofahrerschuh mit den Gumminoppen.

Wozu passt er? In Schwarz oder in braunem Rauleder zum Anzug, ansonsten zu Freizeit-Dress und Smart Casual.

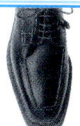

Edel-Sneakers

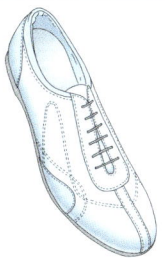

Der profane Laufschuh mit aufgeschäumter Kunststoffsohle ist nicht gemeint. Die Rede ist vom Edel-Sneaker aus der Manufaktur. Die Idee ist simpel, aber gut. Wir nehmen vom Rahmenschuh feines Leder, aufwendige Verarbeitung und orthopädisch korrekte Konstruktion und von den Jogging-Schlappen das butterweiche Gehgefühl. Macht zusammen den idealen Freizeittreter für Freunde edlen Schuhwerks.

Wozu passt er? Zu Smart Casual und Freizeitklamotten, zum modernen Anzug oder einer Kombination macht er sich genauso gut.

Segelschuhe

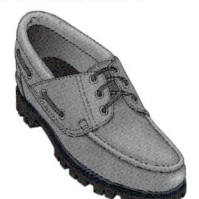

Ihre dünnen Gummisohlen sind perfekt auf rutschigen Planken, für lange Spaziergänge an Land eignen sich Bootsschuhe aber nicht besonders. Als sich die Deckschlappen mehr und mehr zum Allround-Fußkleid entwickelten, wurden sie deshalb flugs mit einer dickeren Profilsohle ausgestattet. Sie macht den Schuh zwar unbrauchbar für Skipper, dafür können Landratten mit ihr ermüdungsfrei das Großstadtpflaster treten.

Wozu passt er? Smart Casual und Freizeit, am besten zum sportlich-amerikanischen Look.

Cowboystiefel

Spitz zulaufend und hoher Absatz – kann das bequem sein? Seine Fans sagen ja. Denn ein guter Cowboystiefel ist rahmengenäht! Aber Vorsicht: Auf die Details kommt es an. Der Absatz darf nicht zu flach und schräg ausfallen, der Schaft muss dicht am Bein liegen. Beim Leder können Sie Ihren geheimen Gelüsten freien Lauf lassen, denn bei der Klassik-Fraktion können Sie mit den Stiefeln von der Ranch sowieso nicht punkten. Also her mit dem Pythonleder!

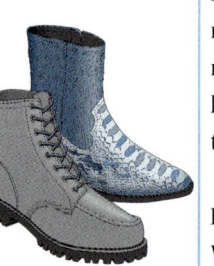

Wozu passen sie? Zu smarten oder ganz legeren Freizeit-Kombis mit Röhrenjeans. Zum Anzug dürfen Sie Westerntreter aber nur als US-Präsident tragen oder wenn Sie Ewing heißen.

Boots

Gemeint sind knöchel- oder wadenhohe Schnürstiefel aus sandfarbenem Rauleder, wie sie Bauarbeiter und Holzfäller hinterm Großen Teich bei der Maloche tragen. Seit den Achtzigern gehören sie zu den beliebtesten Freizeittretern, echte Fans tragen sie sogar im Sommer zu Shorts – trotz Hitze mit dicken Socken. Im Winter sowieso, denn mit ihren dicken Profilsohlen sind die Boots auch in Schnee und Matsch einsatzbereit – vor allem in der Version aus wasserdicht gefettetem Glattleder.

Wozu passen sie? Zu allem, was Spaß macht! Klamottentechnisch heißt das lockere Freizeitkluft, beispielsweise aus Rugbyshirt, Jeans und Lederjacke.

GIUSEPPE SANTONI: DIE STYLING-GEHEIMNISSE DER LATIN-SCHUH-LOVER Bis in die späten Eighties zählte für Mode-Insider in Sachen Edelschuh nur das Prädikat «Made in England». Handgenähte Treter aus italienischen Manufakturen waren der absolute Geheimtipp. Heute genießen die Italo-Schlappen bei Kennern und Schuhfans Kultstatus, denn die feinen Hersteller aus der Macerata, Italiens traditioneller Schuhmacherregion, liefern eine gekonnte Verbindung von Avantgarde und Klassik bei handwerklich einwandfreier Verarbeitung. Einer von ihnen ist der Luxusschuster Santoni aus Corridonia. In dem Familienbetrieb wachen Gründer Andrea Santoni und Sohn Giuseppe über Qualität und Design der handgebauten Lederkunstwerke. Der Filius erklärt die Styling-Geheimnisse der Italiener: «Unsere Kunden haben ein Gespür für Trends, gleichzeitig wissen sie ganz genau, was zum Anlass passt. Im Detail zeigen sie aber trotzdem immer Mut. Einfach nur ein schwarzer Oxford, das wäre zu langweilig. Sie lieben kleine Details wie helle Nähte oder eine interessante Schnürung. Am mutigsten sind sie aber im Casualbereich, das sehen wir an den Sneakers unserer Club-Kollektion. Die Deutschen kaufen bisher meistens nur Brauntöne, die Italiener sind dagegen ganz verrückt nach raffinierten Farben und exotischen Ledersorten. Doch egal ob nun Business oder Casual, das wichtigste Stichwort beim Schuh heißt in Italien *fatto a mano* – handgefertigt!»

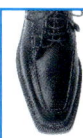

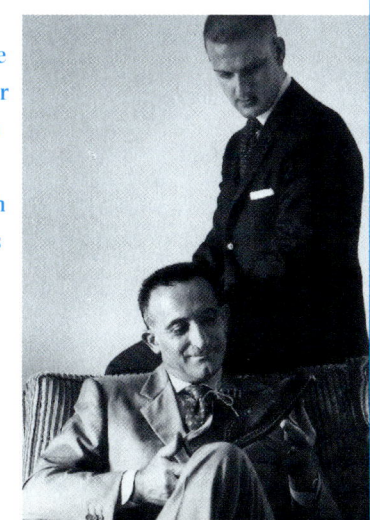

DAS SCHUH-LATINUM

«Durchgenäht, Goodyear oder handeingestochen?»
Wenn der Verkäufer solche Fragen stellt, vergeht jedem
gleich die Lust auf Schuhkauf. Da gibt es nur zwei
Möglichkeiten: Sie geben ehrlich zu, dass Sie keine
Ahnung haben. Oder Sie gehen wieder nach Hause und
holen schnell das kleine Schuh-Latinum nach:

AGO
: klingt nicht so billig wie «geklebt», heißt aber genau
das. Bei ganz leichten Schuhen mit dünner Sohle
geht es oft nicht anders.

BLAKE
: meint durchgenäht, Oberleder, Innensohle und Laufsohle werden von einer Naht zusammengehalten.
Nachteil: Sie spüren diese Naht am Fuß, wenn sie
nicht durch eine zusätzliche Innensohle verdeckt ist.

BOOTSSCHUHE
: fühlen sich an Deck am wohlsten. Seit den Eighties
tragen sie auch Leute ohne Segelschein.

BOXCALF
: ist Kalbsleder von ganz jungen Kälbern.

BRANDSOHLE
: ist ein anderes Wort für Innensohle.

CORDOVAN
: bedeutet Pferdeleder. Früher gab es das massen-
haft, seit Lastwagen und Trecker das Arbeitspferd
verdrängt haben, ist es rar und teuer.

Durchgenäht

bedeutet Blake-Machart, Oberleder, Innensohle und Laufsohle werden direkt zusammengenäht.

Goodyear

hieß der Mann, der die fabrikmäßige Herstellung von Rahmenschuhen ermöglicht hat. Nach der von ihm erfundenen Nähmaschine wird die rahmengenähte Machart auch Goodyear-Methode genannt.

Handeingestochen

ist der Schuh, wenn Oberleder und Rahmen von Hand vernäht werden. Das ist wesentlich zeit- und kraftaufwendiger als der Goodyear-Prozess, handeingestochene Schuhe kosten deshalb eine ganze Ecke mehr.

Handgenäht

sind beim Schuh aus der Manufaktur meist nur Ziernähte auf dem Oberleder, ansonsten hilft überall die Nähmaschine.

Leisten

ist das Abbild des Fußes, um den der Schuh herumgebaut wird. Früher wurde der Leisten aus Holz geschnitzt, heute wird er aus Kunststoff gefertigt.

Manufaktur

ist der vornehme Ausdruck für die Fabrik, in der rahmengenähte Schuhe gemacht werden. Doch das Wort passt, denn trotz Maschinen geht es nicht ohne Hände.

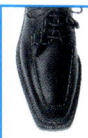

MASSSCHUH

darf sich der Treter nennen, der auf einem individuell angefertigten Leisten gebaut wurde.

MASSKONFEKTION

nennt der Händler eine Einzelbestellung, wenn der Kunde sich bei dem gewünschten Schuhmodell das Leder aussuchen darf.

PLAIN TIP

heißt auf Englisch «schlichte Spitze», der Schuh ist am Bug glatt und nicht mit Löchlein oder Nähten verziert.

RAHMENGENÄHT

hat drei Vorteile: Der Schuh ist stabil und doch flexibel, die Sohle kann komplett erneuert werden, in die Korkschicht unter der Innensohle prägt sich ein Fußbett ein.

RAULEDER

ist im Profi-Slang das Wildleder.

WILDLEDER

ist das Alltagswort für Rauleder.

ZWIEGENÄHT

steht auf vielen Wanderschuhen, doch nicht immer ist das korrekt. Zwiegenäht ist der Schuh nur, wenn ein und dieselbe Naht Brandsohle und Oberleder verbindet und ein zweiter Faden Oberleder und Laufsohle zusammenhält.

WIE VIELE SNEAKERS, WIE VIELE SCHNÜRER? DIE MISCHUNG MACHT'S!

Das Sein bestimmt das Bewusstsein, das Leben den Schuh. Der Banker braucht jede Menge schwarze Klassiker, der Art-Director läuft in Sneakers rum, der Typ vom Sonnenstudio in Cowboyboots. Doch das Leben besteht nicht nur aus Arbeit. Wenn der Aktienprofi abends ein Bier trinken geht, steigt er in seine Holzfällerstiefel, der Graphiker holt für das Date die schwarzen Loafer raus, und unter Ibizas echter Sonne fühlt sich Mr. Solarium in Espadrilles am wohlsten. Ganz klar, nicht nur im Job sind Schuhe gefragt, auch für Freizeit und Party. Nur in welchem Mischungsverhältnis? Hier unsere Mix-Tipps:

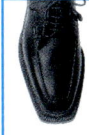

Sie arbeiten im Büro

Schwarzbraun ist die Haselnuss, genauso der Büroschuh. Will sagen: Schwarz ist die Nr. 1, dunkles Braun ist okay. Es sei denn, Ihr Schreibtisch steht in einer vornehmen Privatbank. Merke: Wo mit Geld hantiert wird, trägt der Schuh Trauer. So sieht Ihr Schuh-Cocktail aus:

Business

Zwei Paar schwarze und ein Paar dunkelbraune Rahmengenähte.

Smart Casual

Die dunkelbraunen Rahmengenähten aus Ihrer Büro-Kollektion. Ein Paar Loafer oder ein Paar Edel-Sneakers.

Freizeit und zu Hause

Die Edel-Sneakers oder ein zusätzliches Paar Freizeittreter ganz nach Geschmack, beispielsweise ein Segelschuh.

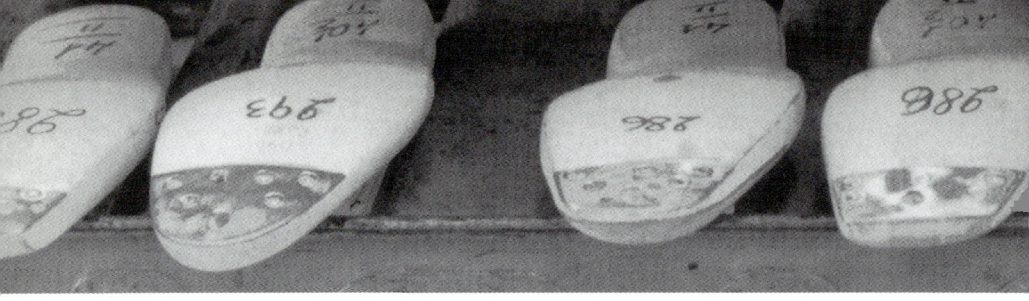

Sie arbeiten zu Hause

Der Webdesigner sitzt zu Hause barfuß vorm PC (weil der
Fußboden die Wohnung heizt). Ansonsten trägt er Espadrilles,
Clogs oder uralte Joggingschuhe. Je nachdem, was er seinen
Füßen und der Freundin bieten will. Das mixen wir ihm:

Für die Arbeit zu Hause

Was immer er mag und notfalls zum Gang in den Supermarkt
überziehen kann. Die Lösung mit Stil: zwei Paar Edel-Sneakers
und für Meetings mit Kunden ein Paar schwarze Rahmengenähte.

Smart Casual

Die Edel-Sneakers, beim Candlelight-Dinner mit der Süßen
sind dagegen die feinen Schnürer angesagt.

Freizeit

Die Edel-Sneakers und ein zusätzliches Paar Freizeittreter wie
Schnürstiefel oder Segelschuhe (die natürlich auch bei der
Arbeit tragbar sind).

Sie arbeiten gar nicht

Beruf Millionär? Dann sind alle Schuhe in Ihrem begehbaren
Schuhschrank Freizeitschuhe. Selbst die edelsten Maßtreter.
Glückwunsch!

EIN TIPP FÜRS KLEINE BUDGET

Die Schuh-Kompetenz ist bei Peter-Eduard Meier genetisch bedingt, denn seine Familie fertigt und verkauft in München seit über 400 Jahren feinste Treter. Zum Streit der Stil-Geister über braune oder schwarze Schuhe äußert er sich so: «Im internationalen Business rate ich zu schwarzen Schnürern, damit machen Sie nie etwas verkehrt. Da rahmengenähte Schuhe nach jedem Tragen einen Tag ruhen sollten, brauchen Sie mindestens zwei Paar davon.» Doch was ist, wenn das Budget durch die beiden edlen Treter schon erschöpft ist, zum Beispiel beim Berufseinsteiger? Der Fachmann beruhigt: «Eigentlich gehört noch ein Paar aus braunem Leder zur Minimalausstattung. Wenn dafür das Geld noch nicht reicht, tragen Sie die schwarzen Klassiker einfach auch am Wochenende.» Denn: «Braune Schuhe sind zum Casual-Look zwar sehr schön, zu Jeans, Chinos oder Cord sind schwarze Brogues oder Oxfords aber absolut korrekt.»

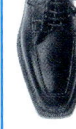

STRÜMPFE

Es ist fast tragisch. Da gibt sich einer richtig Mühe mit seinem Outfit und rasselt doch durch das Stil-Abitur. Und zwar in dem Moment, wo er im Sessel die Beine übereinander schlägt und über der Micky-Maus-Kurzsocke ein haariges Schienbein ins Blickfeld rückt. Das gibt null Punkte und einen Tadel! Dabei hätte er sich nur zwei Dinge zum Thema Strumpf merken müssen, um eine gute Note einzuheimsen: Lang muss er sein und dunkel, am besten schwarz. Witzige Motivsocken sind dagegen absolut tabu!

Der schwarze Strumpf in XL-Länge erspart der Welt nicht nur den Anblick Ihrer behaarten Unterschenkel, er verkürzt auch die morgendliche Suche nach der fehlenden Socke. Wenn in der Schublade 20 Paar identische Strümpfe lagern, können Sie nicht mal im Dunkeln danebengreifen. Und Sie sparen sich das paarweise Aufrollen der Dinger nach der Wäsche, damit gewinnen Sie wertvolle Zeit, die Sie besser mit Ihrer Süßen verbringen – die sich auch nicht mehr wegen Ihrer unmöglichen Socken schämen muss.

EINKAUFSTIPPS

Viele Männer wissen eher die Maße ihrer Traumfrau als die eigene Schuhgröße. Keine Frage, der Schuhkauf kommt auf der Hitliste der Lieblingsbeschäftigungen selten in die Top Ten. Die Kauflust kann aber schnell stimuliert werden, wenn Mann weiß, worauf es dabei ankommt. Nämlich auf diese acht Punkte:

1. Geschäft

Wo soll man kaufen, im Schuhgeschäft oder beim Herrenausstatter? Fakt ist: Nur wenige Schuhgeschäfte bieten das passende Ambiente für teure Puschen, Lust auf Lederluxus kommt eher zwischen handgenähten Sakkos und Hemden auf. Trotzdem sollten Sie nur da kaufen, wo die Schuhe in mindestens zwei Breitengrößen vorrätig sind. Solche Läden sind schwer zu finden, doch die Suche lohnt sich – vor allem, wenn Sie auf sehr schmalem oder weitem Fuß leben.

2. Marke

Viele große Schuhmarken sind ziemlich angegraut. Das sollte aber niemanden abschrecken, im Gegenteil. Wer sich schon 20, 50 oder 100 Jahre am Markt gehalten hat, kann keine ganz schlechte Qualität liefern. Deshalb erst mal nach bewährten Marken schauen. Trotzdem gibt es immer wieder Neulinge zu entdecken. Kaufen sollten Sie die aber nur auf wärmste Empfehlung.

3. Preis

Billig muss nicht schlecht sein, Spitzenqualität gibt es aber leider nur zu Spitzenpreisen. Gute durchgenähte Schuhe aus Italien kosten zwischen 150 und 300 Euro, ab 300 Euro gibt es rahmengenähte. Für Topqualität müssen Sie mindestens 400 hinlegen, mit rund 2000 sind Sie beim Maßschuh dabei.

4. Machart

Fachleute sagen: Je aufwendiger die Bodenverarbeitung, desto simpler das Finish. Stimmt, durchgenähte Schuhe aus Italien sehen oft schöner aus als ihre rahmengenähten Vettern aus England. Doch Optik ist beim Schuh nur sekundär, denn sie macht den Treter weder bequem noch haltbar.

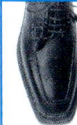

5. Leder

Bei Schuhen ist es wie beim Anzug. Wenn die Substanz nichts taugt, ist das Teil nur halb so viel wert. Deshalb ist gutes Leder ein absolutes Muss – auch beim Futter und für die Sohlen. Bloß woran erkenne ich gute Qualität? Als Laie leider nur an Marke und Preis, alles andere sehen nur Experten.

6. Größe

Sie haben Größe 43? Sind Sie sicher? Viele Männer tragen Schuhgrößen, die gar nicht passen können. Kein Wunder, dass sie sich barfuß wohler fühlen. Deshalb erst mal die Größe feststellen lassen – Länge und Breite! Das Problem bei der Sache: Viele Verkäufer wissen nicht, wie sie den Fuß korrekt ausmessen sollen. Wenn doch, ist häufig nicht die Breitengröße am Lager, die Sie brauchen.

7. Passform

Der Fuß wurde vermessen, das Wunschmodell ist in der richtigen Länge und Breite am Lager. Jetzt muss es nur noch passen. Und zwar vor allem an der hinteren Fußpartie, da soll das Leder ganz eng anliegen. Wenn Sie vorn dann noch so viel Platz haben, dass Sie die Zehen bewegen können, ist der Schuh okay. Wichtig: Probieren Sie den Schuh nicht im Sitzen an, sondern gehen Sie ein bisschen auf und ab. Wenn der Schuhe an der Hacke schlappt, kann das an der Sohle liegen. Sie ist am Anfang noch steif und unflexibel. Wichtig bei Schnürern: Nach dem Zubinden muss die Schnürung leicht aufstehen. Wichtig bei Loafern: Wenn die Länge stimmt, müssen sie über dem Vorderfuß extrem stramm sitzen, nur dann bieten sie nach der Einlaufphase noch festen Halt.

8. Service

Je besser der Schuh, desto länger hält er – mit ein bisschen Pflege mindestens zehn Jahre. In dieser Zeit fallen diverse Inspektionen und Reparaturen an: Immer mal wieder neue Absätze, alle paar Jahre neue Sohlen, gelegentlich Ersatz-Schnürsenkel. Ein guter Händler kümmert sich um alles. Das heißt beim Loch in der Sohle, dass er den Schuh zur Runderneuerung ins Werk schickt. Dort wird der lädierte Treter erst mal über den Originalleisten gezogen und anschließend von unten komplett neu aufgebaut. Das kostet zwar eine Stange Geld, der Schuh ist jedoch wie neu (aber immer noch perfekt eingelaufen und individuell patiniert). Drum fragen Sie vorher unbedingt, ob der Versand zwecks Reparatur zum Service gehört.

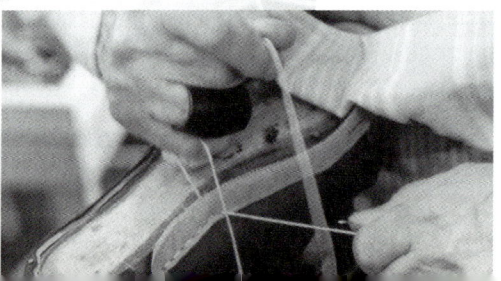

Peter-Eduard Meier ist ein ausgewiesener Schuhdesigner. Bei seinen Kreationen achtet er besonders auf die orthopädisch korrekte Form des Leistens, beispielsweise bei der Peduform-Kollektion. Aus gutem Grund: «Die Leute zwischen 30 und 40 wollen nichts von Fußgesundheit hören. Das klingt denen zu sehr nach Sanitätshaus. Sie können sich einfach noch nicht vorstellen, wie das einschränkt, wenn man nicht mehr gut zu Fuß ist. Bei ganz vielen älteren Leuten ist es aber so, dass sie sich vor jedem Stadtbummel oder Restaurantbesuch fragen, ob sie das fußmäßig schaffen. Und sitzen am Ende mehr und mehr zu Hause. Gute Schuhe halten uns mobil, insofern sind sie ganz wichtig für die Lebensqualität.»

LANGE FREUDE AM SCHUH

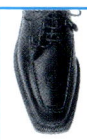

Wenn Sie Ihre neuen Schuhe in drei Wochen verhunzen wollen, dann blättern Sie sofort weiter. Denn hier erfahren Sie, wie Sie den Tretern zu einem langen Leben verhelfen:

1. Nimm den Löffel

Schlagen Sie am besten einen Nagel ins Schuhregal und hängen Sie den Schuhlöffel dran, dann ist er immer griffbereit. Denn jedes Mal, wenn Sie Ihren Fuß mit Gewalt in den Schuh quetschen, leidet die Fersenkappe. Auch ins Reisegepäck gehört ein Schuhanzieher, denn in den Hotels wurde er meistens gerade geklaut. Notfalls legen Sie eine Socke in die Hinterkappe und gleiten vorsichtig in den Schuh, während Sie den Strumpf langsam unter dem Fuß herausziehen. Und vorm Ausziehen immer die Schnürsenkel aufbinden, sonst leiert das Leder am Spann aus und der Schuh sitzt irgendwann zu locker.

2. Keine Klebesohlen

Manche Schuhhändler raten den Kunden, eine dünne Gummischicht auf die Ledersohle pappen zu lassen. Das soll sie schonen und wasserresistent machen. Die Hersteller sehen das nicht gern, denn die Zusatzsohle versteift die Ledersohle, der Schuh kann sich beim Abrollen nicht mehr richtig biegen, das Körpergewicht geht mit voller Wucht ins Oberleder. Wer Pfützen und Löcher in der Sohle fürchtet, sollte lieber gleich einen Schuh mit Gummisohle kaufen. Denn rahmengenäht muss ja nicht automatisch Ledersohle heißen.

3. Dauerstress vermeiden

Setzen Sie Ihre Schuhe im Wechsel ein: Einen Tag tragen, einen Tag ruhen lassen. Wer zu transpirierenden Flossen neigt, sollte den Tretern sogar zwei Tage Pause gönnen. Wenn sie trotzdem mal im Dauereinsatz waren, zum Beispiel bei einer Geschäftsreise, dann brauchen sie eine Woche Erholung. Denn nur ein völlig trockener Schuh ist bequem. Außerdem verdoppeln Sie automatisch seine Lebensdauer, wenn Sie ihn nur halb so oft zum Dienst einteilen.

4. Auf die Spanner

Schmeißen Sie die edlen Schlappen nach dem Ausziehen nicht einfach in die Ecke, tun Sie unbedingt vorher die Schuhspanner rein. Dann warten am übernächsten Tag (siehe Regel 1.) Schuhe auf Sie und keine krummen Gurken.

5. Schuhputz nicht vergessen

Es soll ja Leute geben, die das Schuheputzen als meditative Pause vom hektischen Alltag schätzen. Andere finden es einfach nur ätzend, die Wohnung mit Cremespritzern zu versauen. Es hilft aber nichts, Schuhputz muss sein, wenigstens ab und zu. Wenn Sie im Büro zwei Paar im Wechsel tragen, dann sollte jedes alle 14 Tage unter die Bürste kommen. Das macht sie resistent gegen Nässe und hält das Leder geschmeidig. Außerdem sehen dreckige Schuhe einfach ungepflegt aus.

6. Luft an die Sohlen

Nasse Schuhe? Sofort mit Zeitungspapier ausstopfen. Wenn sie nur ein bisschen feucht sind, tun es auch die Holzspanner. Die Schuhe zum Trocknen in jedem Fall auf die Seite legen, damit die Feuchtigkeit aus den Ledersohlen rauskann. Sonst sind die Schuhe am nächsten Tag immer noch klamm. Versuchen Sie aber bitte niemals, das Austrocknen zu beschleunigen. Wenn Sie die Treter auf die Heizung stellen oder föhnen, wird das Leder nämlich brüchig und reißt früher oder später ein.

7. Hoch die Hacken

Die Jogger nennen es Pronation, wenn sie den Fuß nicht gerade aufsetzen. Dem Sportler ruiniert der schiefe Auftritt die Gelenke, bei Couchpotatoes macht er sich vor allem am Schuh bemerkbar: Sein Absatzgummi nutzt sich ungleichmäßig ab. Lassen Sie es ersetzen, bevor das Absatzleder erreicht ist und Sie auf den Felgen gehen. Auch die Sohlen gehören erneuert, kurz bevor das Loch da ist. Bei geklebten oder durchgenähten Schuhen wird eine neue Schicht Leder aufgeklebt, rahmengenähte Sohlen lassen Sie am besten beim Hersteller ersetzen. Gute Schuhgeschäfte organisieren für Sie den Versand. Niemals mit Edeltretern zum Flickschuster an die Ecke, das wäre so, als wenn Sie Ihren nagelneuen Porsche zum erstbesten Schrauber bringen.

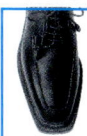

RICHTIG PUTZEN

○ Schuheputzen ist kinderleicht. Auf Glattlederschuhe Wachspaste (in der Dose, z. B. von Kiwi) mit Bürste oder Lappen auftragen. Bei feinem Leder Creme verwenden. Wenn Sie dabei Laborhandschuhe tragen, kriegen Sie keine schmutzigen Finger. Paste am besten über Nacht einwirken lassen, wenn es geht, in einem warmen Raum. Dann zieht das Pflegemittel besser ein.

Danach mit einer weichen Rosshaarbürste über-
polieren.

O Vorsicht: Die Bürste verteilt Wachspartikel auf Ihrer
Kleidung und den Wänden, deshalb unbedingt Kittel
oder Schürze tragen. Etwas tapetenfreundlicher wie-
nern Sie mit einem zusammengeknüllten Nylon-
strumpf. Fragen Sie Ihre Freundin, ob sie einen übrig
hat. Sagen Sie aber bitte gleich, dass Sie ihn zum
Schuhepolieren brauchen, sonst wundert sie sich.

O Creme darf nur kurz einwirken, sonst trocknet sie zu
sehr an und kann nur mit Mühe zum Glänzen ge-
bracht werden. Grundsätzlich sollten Sie Creme
oder Wachspaste in der Farbe des Schuhs verwenden, es sei denn, Sie möchten ein helles Leder dunkel tönen. Aber Vorsicht, das lässt sich nicht voll-
ständig rückgängig machen. Wichtig: Verpassen Sie
auch Sohlenrändern und Absatz eine Abreibung mit
Paste oder Creme, sonst wird das Leder an diesen
Stellen spröde.

O Rauleder reinigen Sie mit speziellen Bürsten. Es gibt
sie mit Plastiknoppen, Drahtborsten oder einer
Kautschukreibefläche. Die ist schonender als Draht
und deshalb besser. Auch bei den rauen Schuhen
müssen Sie ab und an die Sohle mit Wachspaste
behandeln. Aber vorsichtig, sonst beschmieren Sie
das Oberleder.

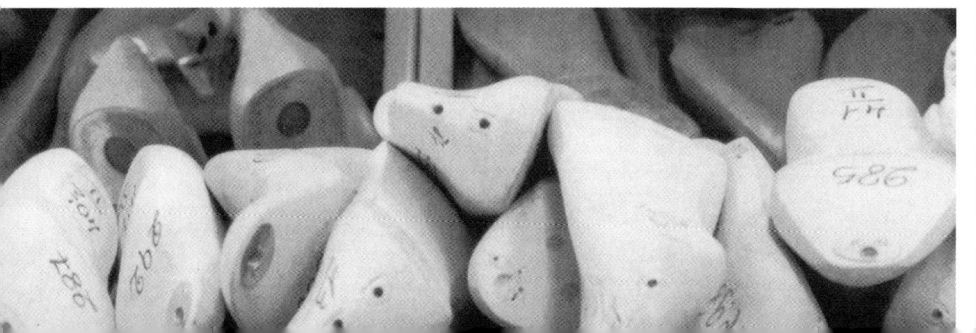

Frage: *Ich habe gelesen, dass manche Leute ihre Schuhe mit Champagner polieren. Bringt das was?*

Antwort: Wenn überhaupt, dann wegen der Mischung aus Kohlensäure und Alkohol. Falls Sie es mal probieren wollen, dann nehmen Sie billigen Sekt oder Prosecco. Den Champagner trinken Sie lieber mit Ihrer Süßen.

Frage: *Ich habe im Schuhladen meine Größe ganz genau abmessen lassen. Kann ich in Zukunft Schuhe ohne Anprobe kaufen?*

Antwort: Nur wenn Sie in kurzen Abständen immer ein Modell vom gleichen Hersteller nehmen und die Leistenform nicht wechseln. Sonst müssen Sie wieder neu probieren. Zudem variieren die Größen je nach Machart. Mokassins brauchen Sie beispielsweise ein oder zwei Nummern kleiner als den Rahmenschuh.

Frage: *Mein letztes Paar Rahmengenähte fiel enger aus als das davor. Der Händler meinte, das seien Toleranzen, die ich bei Handarbeit akzeptieren muss.*

Antwort: Der Schuh wird um einen Leisten herumgebaut. Wenn der aus Holz geschnitzt ist, kann er durchaus mal seine Größe ändern (zum Beispiel durch Feuchtigkeitsschwankungen im Leistenlager). Die meisten Manufakturen haben deshalb auf Kunststoffleisten umgestellt, sie verändern sich in keinem Fall. Das mit den Toleranzen ist also Unsinn. Wenn der Schuh zu klein war, dann haben die in der Fabrik wahrscheinlich die Größe falsch ausgezeichnet.

6. KAPITEL

WAS FÜR'N *Anzug* z

KOMBINIEREN LEICHT GEMACHT

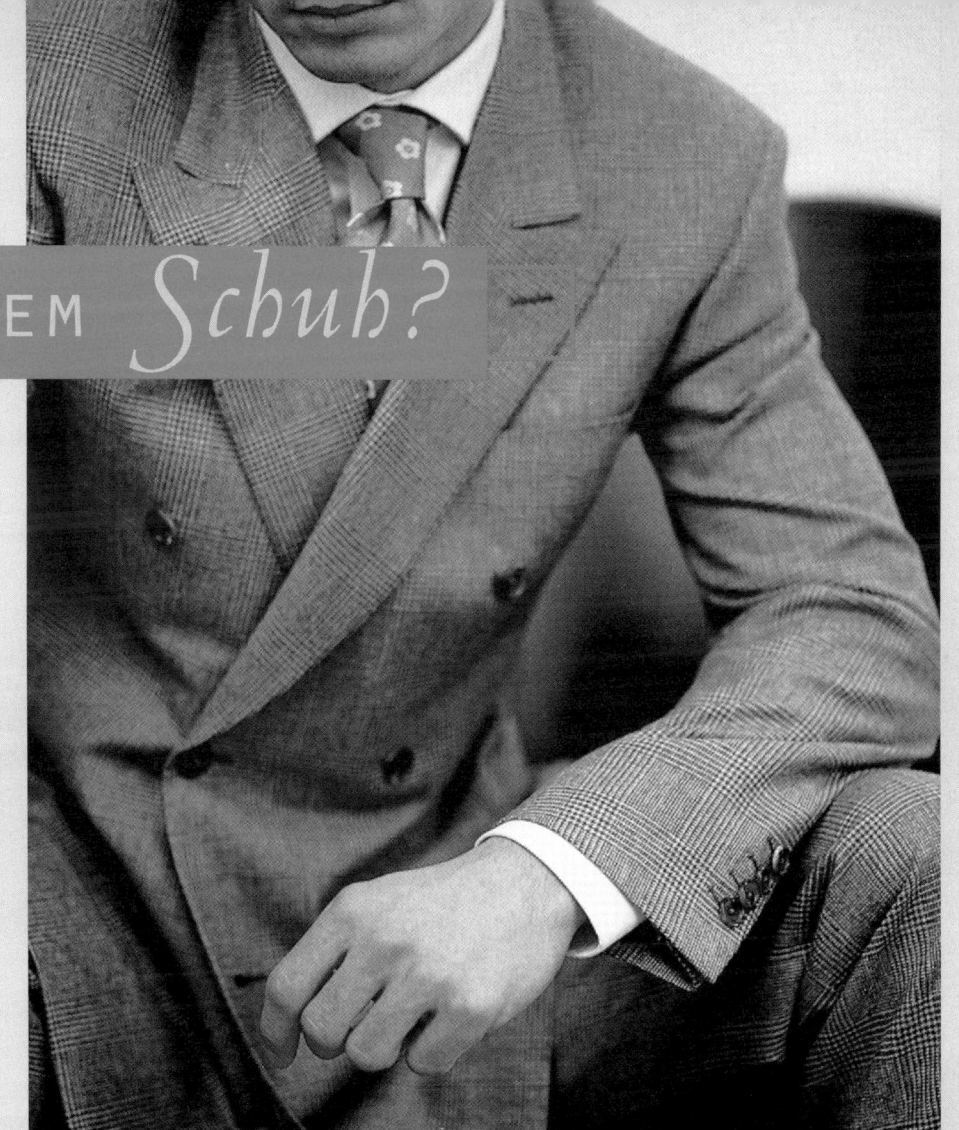

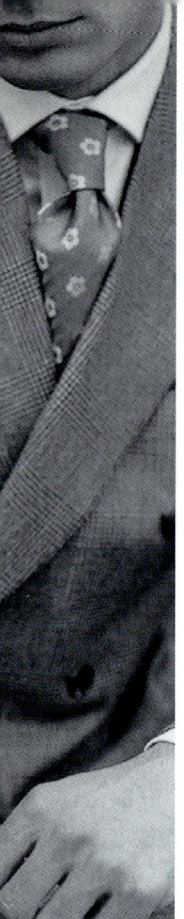

So einfach geht's

Männer sind mutig, sie fürchten weder enge Kurven noch Glatteis, geben immer Kontra und niemals nach, erschrecken weder vor Mäusen noch vor fetten Spinnen.

Nur vor einer Herausforderung kapitulieren sie kampflos: zum Anzug ein passendes Hemd und die richtige Krawatte auszuwählen. Und wer nimmt es am Ende in die Hand? Schatzi! Schämt euch was, Jungs, so schwer ist das nicht. Denn alles läuft nach ganz einfachen Regeln ab:

Regel 1: *Von groß nach klein aufbauen*

Je größer das Teil, desto teurer und damit seltener im Schrank. Deshalb erst überlegen, welcher Anzug es sein soll. Angenommen, er ist dunkelgrau. Runter vom Bügel und aufs Bett legen.

Das Hemd ist das nächstgrößere Element. Was passt zu Dunkelgrau? Hellblau, Weiß, Pink, blaue Streifen oder Karos auf Weiß. Sie gehen auf Nummer Sicher und nehmen das hellblaue. Legen Sie es auf den Anzug.

Jetzt der Binder. Was sieht zu Dunkelgrau (Anzug) und Hellblau (Hemd) gut aus? Fast alles: Dunkelblau, Weinrot, Pink, Gelb, Giftgrün, alle möglichen Streifen und auch kleine Dessins. Also Krawatte aussuchen und dazulegen.

Fehlen nur noch Strümpfe und Schuhe. Die Strümpfe sind einfach: schwarz und knielang. Schuhe ganz nach Geschmack und Anlass, in Braun oder Schwarz. Und schon haben Sie eine schöne Kombi. War das schwer?

Regel 2: *Gemustert mit ungemustert, klein gemustert mit groß gemustert*

Bei Mustern strecken 90 Prozent der Männer die Waffen. Dabei gibt es da eigentlich nur zwei Grundsätze zu befolgen: gemustert mit ungemustert, klein gemustert mit groß gemustert.

Ein Beispiel zur Erklärung. Sie haben einen blauen Nadelstreifenanzug rausgelegt, also etwas Gemustertes. Dazu passt in jedem Fall etwas Ungemustertes, wir nehmen deshalb ein hellblaues Hemd. Da der Anzug das Outfit dominiert, nehmen Sie auch noch einen einfarbigen, also ungemusterten Binder, beispielsweise in hellem Rot.

Das war leicht. Jetzt zum zweiten Grundsatz, klein gemustert mit groß gemustert. Wir sehen uns die Streifen des Anzugs mal genauer an und stellen fest, dass sie einen Zentimeter auseinander liegen. Das Muster ist also relativ klein. Folgerichtig kombinieren wir dazu ein groß gemustertes Hemd. Entweder Streifen, mindestens mit drei Zentimeter Abstand, noch besser ein weites Gitterkaro – Dunkelblau auf Weiß oder Hellblau.

Nach Regel 1 wählen wir dazu einen einfarbigen Schlips aus. So kommt er weder Anzug noch Hemd in die Quere. Zu blauem Zwirn und weißblauem Karohemd wäre ein Binder in leuchtendem Pink perfekt.

Barfuß können Sie nicht zum Meeting gehen, also her mit Strümpfen und Schuhen. Schwarze Langsocke ist klar – bloß was für Treter? Schwarz? Nicht verkehrt, Braun könnte aber raffinierter sein. Zum Beispiel schokobraunes Rauleder oder hellbeiges Kalb. Sie sagen Beige und wieder ist ein Outfit fertig.

Regel 3: *Harmonie und Kontrast*

Graue Maus oder Papagei – irgendwo dazwischen liegt die optimale Farb-Kombi. Zu viel Harmonie ist langweilig, übertriebene Kontraste knallen zu sehr raus. Hier macht es wirklich erst die Mischung. Kontraste beleben die Harmonie, umgekehrt puffern ausgeglichene Farben die Gegensätze ab.

Dazu wieder ein Beispiel. Dunkelblauer Anzug, hellblaues Hemd – eine harmonische Zusammenstellung. Ein dunkelblauer Binder würde sich perfekt einfügen, könnte aber wie ein Tranquilizer auf das Outfit wirken. Pink bringt dagegen genau die richtige Dosis Kontrast hinein.

Dunkelblauer Anzug und weißes Hemd, das ist für sich schon ein krasser Gegensatz. Dazu ein knallroter Binder und das Ganze kippt um in Richtung Uniform. Wesentlich ange-

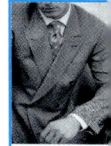

nehmer fürs Auge wäre eine Krawatte in pudrigem Rosa, Hellblau oder Grasgrün – was am besten passt, muss nach Hautton entschieden werden. Blasse Typen nehmen Hellblau, Rotbäckchen besser Grün, nur der Sonnenstudiokunde hat die freie Auswahl.

Brandgefährlich wird es mit Schwarz und Weiß. Weißes Hemd und schwarzer Binder, das sieht ganz fix nach Beerdigung aus. Deshalb ist die Schwarz-Weiß-Paarung ansonsten auch für den Abend reserviert: schwarzer Smoking, weißes Hemd, schwarze Schleife. Wer auch am Tag auf schwarze Anzüge steht, sollte allzu harte Kontraste abdämpfen. Zum Beispiel durch Hemden in Pastelltönen. Schwarzer Anzug, weißes Hemd und roter Binder sieht aus wie Tomatensuppe in weißem Teller auf schwarzem Tisch. Ein Hemd in mattem Pink wäre das ideale Beruhigungsmittel für den Schwarz-Rot-Kontrast.

DER ANZUG-FINDER: DAS RICHTIGE OUTFIT ZUM ANLASS

Der Anzug ist ein Allround-Talent, denn im perfekt geschnittenen Zweiteiler machen Sie immer eine gute Figur. Im privaten Bereich gilt dabei: Weniger ist mehr. Lieber underdressed als overdressed. Im Business sollten Sie dagegen genau ins Schwarze treffen: Nicht zu wenig, nicht zu viel, einfach nur richtig. Gar nicht so leicht! Die meisten Benimmbibeln liefern leider nur völlig veraltete Tipps. Deshalb hier der topaktuelle Führer durch den Anzug-Dschungel mit Basis-Outfits für alle Lebenslagen:

Anlass: *Büro*

Anzug oder Sakko: Die Nr. 1 im Büro ist der Anzug, im Winter in dunklen Grau- und Blautönen, im Sommer in helleren Schattierungen. Wenn es nicht allzu konservativ zugeht, können Sie den Anzug auch mal in Braun- oder Grüntönen nehmen. Im Sommer ist Baumwolle angesagt, in Marine, Olive, Khaki oder Eierschale. Klassische Dessins fürs Büro sind Streifen, Gitterkaros und Glenchecks. Wenn Sakko, dann einfarbig dunkelblau oder gedämpfte Musterungen in Naturtönen. Zweireihiger Blazer mit Goldknöpfen ist eher was für Wochenende und Urlaub.

Hose: Zum Sakko grauer Flanell, im Sommer feine Kammgarnstoffe oder helle Baumwollhosen.

Hemd: Hellblau, Rosa, Weiß, auch mit Streifen oder Karos.

Krawatte: Zum Grau und Blau des Anzugs passen fast alle Blau- und Rottöne, auch in Streifen und allen Arten von Mini-Mustern. Außerdem Pünktchen, zum Beispiel Weiß auf Dunkelblau.

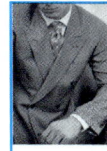

Schuhe: Schwarz nur zum Zwirn in Blau oder Grau, für Anzüge mit Braun- oder Grüntönen ist braunes Leder die bessere Wahl. Genauso wie zu Karosakkos in Naturtönen. Wer trotz aller Bedenken Goldknopfblazer im Büro trägt (das Outfit hat Schnösel-Potenzial!), sollte wenigstens braune Schuhe dazu anziehen, am besten aus Rauleder. Das neutralisiert die potenzielle Spießigkeit des maritimen Jäckchens.

Anlass: *Abends gepflegt weggehen*

Anzug oder Sakko: Mittelgrauer oder dunkler Anzug (auch mit unauffälligem Muster), alternativ dazu Sakko, am besten in Dunkelblau.

Hose: Anzughose, zum Sakko eine helle Chino oder grauer Wollstoff (je nach Jahreszeit und Temperatur weicher Flanell oder kühles Kammgarn).

Hemd: Businesshemd in Weiß, Hellblau oder Pink, auch mit Karos oder Streifen.

Krawatte: Für das private Date Sakko oder Anzug ohne Binder, in der eleganten Hotelbar gewebte Seide in Marine oder Rot, zum Sakko einfarbig blau (gewebte Seide oder Strick), auch Streifenbinder in Dunkelblau-Silber

Schuhe: Wenn am Abend Anzug getragen wird, rät die Tradition zu schwarzen Schuhen, ob Schnürer oder Loafer ist egal. Braun ist mittlerweile aber akzeptiert – bei Mondschein machen sich dunkle Schattierungen aber besser als helles Beige.

Anlass: *Wochenende*

Anzug oder Sakko: Samstag und Sonntag ist Sakko-Zeit, der graue Businesszwirn bleibt im Schrank. Weekend-Klassiker sind Karos in Tweed und Kaschmir oder der blaue Blazer, auch mit Goldknöpfen. Wenn Anzug, dann Baumwolle oder Leinen für den Sommer in Weiß, Beige, Oliv oder Marine. Im Winter wärmen Ein- oder Zweireiher aus kuscheligen Woll- oder Kaschmirstoffen (einfarbig oder kariert) und natürlich Cord in warmen Erd- und Naturtönen.

Hose: Zum Sommersakko Chino, Jeans und leichte Stoffhosen in Grau oder Beige, bei Minusgraden passt zur warmen Tweedjacke Cord in Brauntönen oder Blau und natürlich auch die graue Flanellhose.

Hemd: Baumwollhemden in Hellblau, Rosa und Weiß, am besten mit Karos. Sie können ruhig auch etwas größer ausfallen und zusätzliche Farben ins Spiel bringen. Typisch

Weekend sind zudem sportliche Buttondowns aus Twill und das englische Tattersallkaro.

Krawatte: Meistens geht es ohne; wer will, trägt im Sommer gestreifte Seide im Club-Look, zum Beispiel Blau-Silber oder Magenta-Gelb, einfarbigen Strick in hellen Sonnenfarben wie Gelb oder Orange und die dunkelblaue Allzweckkrawatte aus gewebter Seide.

Schuhe: Braun in allen Variationen! Am besten Loafer und Sneakers. Und natürlich können Sie Ihren Füßen auch am Wochenende die rahmengenähten Schnürer gönnen. Nur bitte nicht die schwarzen. Die sollten am Wochenende nur in Ausnahmefällen auftreten, beispielsweise beim Theaterabend oder im Gourmet-Tempel.

Anlass: *Familienfeiern, Theater und Oper*

Anzug oder Sakko: Besser Anzug als Kombination, am Tag hellgrau oder hellblau, Dessins wie Glencheck sind okay. Im Sommer gern helle Beigetöne (auch in Baumwolle oder Leinen). Am Abend muss der Anzug dunkel sein, Dessins sollten dezent ausfallen. Der Marineblazer ist zu später Stunde nicht das Wahre, er ist eher etwas für das Familienfest am Tag.

Hose: Zum Sakko eine dunkelgraue Wollhose. Im Sommer ist die dunkelblaue Baumwollhose eine gute Alternative zu Kammgarnstoff oder Flanell.

Hemd: Hellblau, Pink oder Weiß, bei formlosen Feiern gestreift und kariert.

Krawatte: Am Tag gewebte Seide in Blau- und Rottönen, auch gestreift oder gemustert, abends zurückhaltende Dessins und gedeckte Töne oder einfarbige Krawatten, zum Beispiel dunkelblauer oder weinroter Strick.

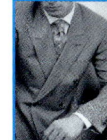

Schuhe: Am Tag braune Loafer oder Schnürer, abends Rahmenschuhe in Schwarz oder Dunkelbraun.

Darf man oder darf man nicht? Die wichtigsten Fragen zu den Farben

1. Braun und Schwarz?

Kommt drauf an. Schwarzer Rollkragenpulli zu braunem Tweedsakko: wunderbar! Braune Schuhe zum schwarzen Beerdigungsanzug? Horror!

2. Braun zu Blau?

Klar, ist sogar sehr schön. Zum Beispiel Rauleder im Schokoton zum blauen Baumwollanzug. Oder ein nussbrauner Kaschmirbinder auf hellblauem Hemd zum Marinesakko.

3. Schwarz und Blau?

Kommt nicht so gut, muss im Business aber oft trotzdem sein. Denn zum dunkelblauen Nadelstreifen schreibt der Manager-Dresscode schwarze Treter vor – dabei wäre Bordeaux oder Cognac der schönere Ton.

4. Blau zu Gelb?

Wieso nicht? Beispiel: Blassgelbe Strickbinder zum Streifenhemd in Hellblau-Weiß.

5. Blau mit Orange?

Theoretisch eine absolut harmonische Kombi (Komplementärfarben!). Dennoch relativ selten. Denn Orange verbietet sich für den Anzug, bei Hemden taucht es meist nur in Streifen oder Karos auf, bleibt nur die Krawatte. Sie kommt in Orange auf himmelblauer Baumwolle aber bestens.

6. Rot und Blau?

... kleidet der Kasper seine Frau. So sagt der Volksmund. Ist aber nicht ganz richtig, denn roter Binder zum blauen Anzug ist perfekt. Aber besser mit hellblauem Hemd statt mit dem weißen, sonst sieht das schnell nach Prinzengarde aus.

7. Rot und Gelb?

Ganz heikel. Erinnert nämlich an Ketchup und Senf auf Pommes. Lieber nicht.

8. Rot zu Grün?

Auch so eine Karnevals-Kombi. Kann in korrekten Nuancen aber durchaus funktionieren (zum Beispiel weinroter Strickbinder zu grün kariertem Hemd).

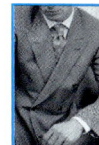

9. Grau mit Braun?

Geht auf jeden Fall, zum Beispiel bei Anthrazit-Anzug und Schuhen im Karamellton.

10. Gelb und Rosa?

Nicht unmöglich, aber schwierig. Genauso wie Mint und Hellblau. Das sieht schnell ein bisschen bunt aus, wie Babykleidung. Muss im Einzelfall entschieden werden.

11. Beige zu Rosa?

Wieso nicht? Funktioniert bei Chinos und Polo doch bestens, genauso beim sandfarbenen Baumwollanzug und rosa Hemd. Blässlinge sollten aber vorher besser ins Sonnenstudio.

12. Senfgelb und Violett?

Lassen Sie's bitte! Nicht weil die Farben für sich genommen so grausig sind, es ist die Paarung. Das gilt auch für Petrol und Schwarz.

PARTNERVERMITTLUNG: NETTE KRAWATTE SUCHT PASSENDEN BEGLEITER

Graue Krawatten zu grauen Hemden – die Nineties waren die große Zeit für Stil-Schwächlinge. Seit wieder Farbe im Spiel ist, schicken die ehemaligen Grau-Träger wieder die Süße zum Krawattenkauf. Sie findet schon was Passendes. Damit muss Schluss sein, denn selbst ist der Mann! Und wir helfen ja auch. Mit den besten Paarungen für Krawatte und Hemd:

Krawatte: Dunkelblau
Hemd: Hellblau, Weiß, Eierschale, Rosa, Streifen und Karos mit Anteil von Dunkelblau.

Krawatte: Mittelblau und Hellblau
Hemd: Weiß, Rosa, Streifen und Karos in Rot-, Rosa-, Blau-, Orange- und Gelbtönen.

Krawatte: Dunkelgrün
Hemd: Weiß, Eierschale, Mint, Hellblau, Streifen und Karos mit grünen, violetten, rosa und roten Elementen.

Krawatte: Hellgrün
Hemd: Hellblau, Weiß, Eierschale, Streifen und Karos mit Dunkelgrün, Violett, Rosa und Orange.

Krawatte: Weinrot
Hemd: Weiß, Hellblau, Rosa, zudem Streifen und Karos, die diese Töne enthalten.

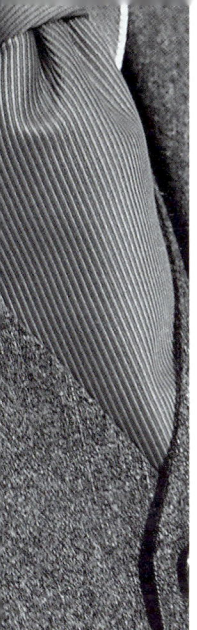

Krawatte: Helles Rot
Hemd: Weiß, Hellblau, hellrote Karos und Streifen auf Weiß, Hellblau oder Rosa.

Krawatte: Pink
Hemd: Weiß, Hellblau, Karos und Streifen mit Dunkelblau, Dunkelrot, Hellrot, Violett.

Krawatte: Orange
Hemd: Weiß, Hellblau, außerdem Streifen und Karos mit Grün- und Hellblaunuancen.

Krawatte: Hellgelb und Gold
Hemd: Weiß, Hellblau, Rosa, dazu Karo- und Streifenvarianten mit diesen Farben und Gelb.

EINSTECKTUCH – DIE ERFOLGSREZEPTE

Auf der Liste der populären Irrtümer müsste dieser hier ganz oben stehen: dass die Brusttasche des Sakkos der Aufbewahrung von Brille oder Handy dient. Nein, diese Gegenstände haben da nichts zu suchen. Genauso wenig wie eine kunterbunte Kugelschreiberauswahl oder gar die Spitze der Krawatte, die so vor dem Kontakt mit der Suppe geschützt werden soll. In der Brusttasche kriegt nur das Einstecktuch eine Aufenthaltsgenehmigung. Aber: Es muss schon das richtige sein, sonst lassen Sie die Tasche lieber leer. Mit Tante Gretes Spitzentüchlein gewinnen Sie in Sachen Stil keinen Blumentopf, höchstens die goldene Geschmacklosigkeitsnadel erster Klasse. Deshalb hier zwei Rezepte mit Erfolgsgarantie:

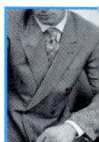

«English Gentleman»

Zutaten: 1 gemustertes quadratisches Seidentuch (zum Beispiel Paisley oder Pünktchen) mit handrollierter Kante, Größe ca. 40 x 40 cm, vom guten Herrenausstatter oder einem Anbieter feiner Seidencarrés.

Zubereitung: Das Tuch flach auf Tisch oder Bett ausbreiten und in der Mitte mit den Fingerspitzen der einen Hand erfassen und anheben.
Mit der anderen Hand das Tuch im unteren Drittel umfassen und mit den vier Ecken nach oben umlegen.
Die Ecken dürfen die Spitze nicht überragen.
Das Tuch so tief in die Brusttasche stecken, dass es etwa noch 3 cm herausschaut.

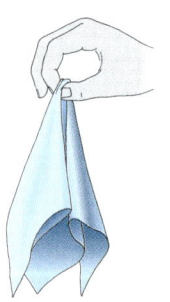 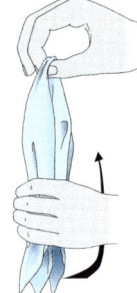 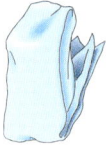

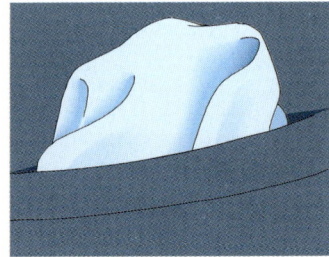

«Italian Style»

Zutaten: 1 weißes quadratisches Tuch (ca. 40 x 40 cm) aus reinem Leinen (bitte keine Baumwolle), schon mehrfach gewaschen und gut gebügelt.

Zubereitung: Das Tuch ausbreiten und einmal in der Mitte zusammenlegen. Danach ein zweites Mal falten, damit sich ein Quadrat ergibt.
Von links senkrecht etwa ein Drittel abteilen und nach innen legen.
Von rechts ebenfalls ein Drittel abteilen und über das linke Drittel falten.
Etwa ein Drittel vom unteren Rand des rechteckig gefalteten Tuchs umklappen und in die Brusttasche schieben. Es muss knapp 1 cm weißes Leinen zu sehen sein.

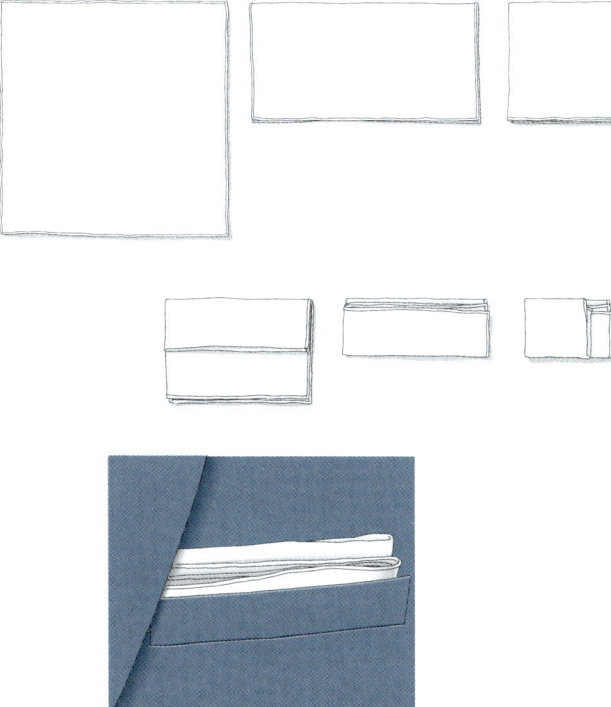
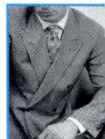

WELCHES TUCH WOZU? DIE WICHTIGSTEN REGELN

1. Weißes Leinen passt zu jedem Anzug-Outfit in Grau- und Blautönen. Vorsicht mit weißen Hemden! Das Leinentuch muss dann exakt den gleichen Ton haben. Wenn nicht, besser ein farbiges Tuch nehmen. Zu Tweed und rauen Wollstoffen setzt sich weißes Leinen zu hart ab, hier passen besser gemusterte Seiden- oder Kaschmirtücher.

2. Leinen in Hellblau, Rosa, Lachs und anderen Farben sieht zu weißen Hemden sehr gut aus. Auch hier darauf achten, dass Tuch und Hemd sich nicht zu ähnlich sind. Und natürlich sollte die Farbe auch mit Anzug und Krawatte zusammenpassen.

3. Farben müssen harmonieren (beiger Anzug, weißes Hemd, blassrosa Binder und weinrotes Seidentuch) oder aber kontrastieren (dunkelblauer Anzug, hellblaues Hemd, weinrote Krawatte, weißes Leinentuch).

4. Muster sollen sich in Form und Größe bei den verschiedenen Elementen unterscheiden: mittelgrauer Anzug mit großem weißem Gitterkaro, weißes Hemd mit feinen dunkelblauen Streifen, mittelgroße weiße Punkte auf dunkelblauem Binder und Einstecktuch mit feinem, weinrotem Paisleymuster.

5. Krawatte und Einstecktuch aus derselben Seide, das wirkt phantasielos. Auch Sets mit Binder, Seidentuch und Hosenträgern im identischem Dessin sind reichlich daneben. Am schlimmsten patzen Sie aber mit einem Spitzentüchlein, fertig in Dreiecksform gefaltet.

6. Seide oder Leinen sind beide nicht dazu gedacht, sich damit die Nase zu putzen. Trotzdem kann und soll das Einstecktuch für weniger eklige

Reinigungsprozeduren aus der Tasche gezogen werden. Beispielsweise um die Brille abzuwischen. Wichtig: Danach müssen Sie das Tuch sicher und schwungvoll wieder in der Brusttasche platzieren. Damit Ihnen das ohne Spiegel und langes Zurechtzupfen gelingt, sollten Sie allerdings ein bisschen üben.

DIE BESTEN BUSINESS-KOMBIS

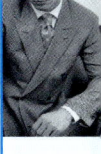

Kombi A: *Mailand*

Anzug: Anthrazit

Hemd: Hellblau

Krawatte: Dunkelblaue Jacquardseide

Einstecktuch: Weißes Leinen

Schuhe: Dunkelbraune Raulederschnürer

Kombi B: *London*

Anzug: Dunkelblauer Nadelstreifen

Hemd: Hellblaues Karo

Krawatte: Rot mit weißen Punkten

Einstecktuch: Rosa Seide

Schuhe: Schwarze Oxfords

Kombi C: *New York*

Anzug: Beige Baumwolle

Hemd: Pink

Krawatte: Weinrote, dunkelgrüne und silberne Streifen

Einstecktuch: Weinrotes Paisleyseidentuch

Schuhe: Schwarze Tasselloafer

Kombi D: *Madrid*

Anzug: Kombination aus dunkelblauem Sakko und grauer Hose

Hemd: Hellblau

Krawatte: Dunkelblauer Strick

Einstecktuch: Dunkelgrüne Seide mit weißen Pünktchen

Schuhe: Weinrote Pennyloafer

Kombi E: *Paris*

Anzug: Hellgrau

Hemd: Hellblau kariert

Krawatte: Dunkelblau mit dezentem Allover-Muster (beispielsweise Steigbügel oder Seemannsknoten)

Einstecktuch: Hellblaues Leinen

Schuhe: Brogues im Karamellton

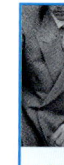
GANZ IN SCHWARZ: SMOKING

Mit dem Smoking ist es immer das Gleiche. Sie brauchen ihn jahrelang kein einziges Mal und auf einmal ganz plötzlich. Weil der Chef zur Party lädt oder die Süße zum Filmfest nach Cannes. Ruhig bleiben! Sie können ihn sich getrost mieten. Wenn Sie wissen, worauf es bei diesem Outfit ankommt.

1. Farbe und Stoff

Lassen Sie sich kein Violett oder Himmelblau aufschwatzen, denn Farbe darf der Smoking nur beim Innenfutter bekennen.

Schwarz oder mitternachtsblau soll er sein, nur unter freiem Himmel muss das weiße Dinnerjackett her. Der schwarze Smoking wird nur in geschlossenen Räumen getragen. Wählen Sie am besten ein Modell in möglichst leichtem Stoff, denn beim Essen, Trinken und Tanzen gehen die Temperaturen schnell nach oben.

2. Schnitt

Einreiher oder Zweireiher, beides ist okay. Wichtig beim Einreiher: steigendes Revers (so heißt das, wenn es wie beim Zweireiher spitz ausläuft). Der abgerundete Schalkragen ist eine gute Alternative. Die Jacke wird traditionell ohne Schlitze gearbeitet, die Hosen müssen ohne Umschlag auskommen. Die Revers sollten mit Seide besetzt sein (immer in Schwarz, auch beim mitternachtsblauen Smoking!), die Hosen sind an der Außennaht mit einem einfachen Streifen aus dem gleichen Material verziert (Hosen mit Doppelstreifen gehören zum Frack). Die Knöpfe können, müssen aber nicht, mit Seide bezogen sein, schwarze Hornknöpfe sind auch korrekt.

3. Zubehör

Zum dem schwarzen Abend-Anzug gehören weißes Smokinghemd und schwarze Schleife, am besten zum Selberbinden (wie das geht, können Sie vorn nachschlagen). Beide Zubehörteile sollten Sie kaufen, denn die Miet-Hemden und Leih-Schleifen sind schon von tausend Vorgängern durchgeschwitzt worden. Die Brust des Smokinghemds ist gefältelt oder mit Waffelpikee besetzt, die Ärmel enden in Doppelmanschetten. Zum Einreiher gehört ein Umlegekragen in Haifischform, den Vatermörder tragen Sie besser nur beim Zweireiher. Der so genannte Kummerbund (sprich: Kammerbänd) ist optional, Sinn macht er ohnehin nur beim Einreiher (denn den Zweireiher knöpfen Sie im Stehen zu). Schnallen Sie ihn bitte so um, dass die Fältelung nach oben offen ist. Seine Farbe: Schwarz! Einstecktuch: weißes Leinen oder farbige Seide. Und ein dringender Appell zum Schluss: Tragen Sie keinen weißen

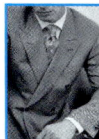

Seidenschal – oder wollen Sie wie ein Operettentenor aussehen?

4. Strümpfe und Schuhe

Zum Smoking schwarze Kniestrümpfe, für den Abend aus Seide oder feinster Wolle. Geliehene Schuhe sind eklig, deswegen müssen Sie hier wieder ein bisschen was investieren. Entweder in flache Herrenpumps mit oder ohne Seidenschleife (der bereits im Schuh-Kapitel erwähnte Escarpin) oder schlichte Schnürer im Oxfordstil aus schwarzem Lackleder oder feinem Kalb (auf festlichen Hochglanz poliert).

5. Smoking-Knigge

Zu Smoking-Veranstaltungen wird meistens schriftlich geladen. Auf der Karte steht dann irgendwo «Gesellschaftsanzug», «cravate noir» oder «dinnerjacket» (damit meinen die Briten den Smoking, Amis sagen Tuxedo). Grundsätzlich gilt: Smoking nur am Abend und in geschlossenen Räumen. Beim Standesamt oder vorm Traualtar hat er nichts zu suchen, denn da scheint ja noch die Sonne.

SOMMER IM ANZUG: TIPPS FÜR HEISSE TAGE

ANZUG

Anzüge aus Baumwolle und Leinen kommen im Sommer am besten. Problem: Oft erinnern sie nach kurzer Zeit fatal an Inspektor Columbos Trench. Ultraleichte Wolle knittert nicht so schnell. Pur, ohne Futter, trägt sie sich am kühlsten. Anzug light!

HEMD

Der Stoff fürs Sommerhemd sollte leicht sein, vor allem offen gewebt. Das sorgt für frische Luft und macht kurze Ärmel überflüssig. Auf Doppelmanschetten verzichten, die sind am Handgelenk unnötig warm. Im Kragen so wenig Einlage wie möglich.

KRAWATTE

Binder bei Sommerhitze, das kann grausam sein. Das liegt nicht nur an der Seide, auch die Einlage führt schnell zum Hitzestau. Einigermaßen sommertauglich sind locker gewebte Krawatten mit möglichst wenig Innenleben. Genauso gut: leichte Strickbinder aus Seide oder Baumwolle.

STRÜMPFE

Hitzefrei für Kniestrümpfe? Leider nein. Auch im Sommer ist das behaarte Schienbein über der Kurzsocke kein schöner Anblick. Also müssen hauchdünne Sommerstrümpfe her, am besten aus feinster Wolle. Die kann Feuchtigkeit am besten absorbieren.

SCHUHE

Wer seine Füße nicht im eigenen Saft schmoren will, lässt die schweren Schnürer mit der doppelten Sohle besser im Schrank. Angesagt sind leichte, leinengefütterte Oxfords oder Monks. Mehr Luft lassen Loafer an die Füße, die Sandale ist seit dem Untergang des Römischen Reichs jedoch völlig out. Frischluftfanatikern sei da eher zu Loafern ohne Strümpfen geraten. Aber Vorsicht: Unter Bankern kann man das nicht unbedingt bringen. Also, Augen zu, durch und an Shorts und Flipflops denken. Das kühlt mental.

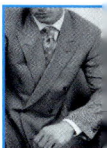

DER SCHNEIDER MEINT: HEMDSÄRMEL MÜSSEN NICHT SEIN

Wer beim Stichwort Venedig nur an Gondeln denkt, könnte modisch was verpassen. Denn ganz in der Nähe der Lagunenstadt, bei Belvest in Piazzola sul Brenta, werden einige der schönsten Anzüge Italiens geschneidert. Spezialität des Hauses ist die superleichte Verarbeitung feinster Stöffchen zu Sommeranzügen. Ruggero L. Beniero erklärt uns dort, warum seine Landsleute auch bei größter Juli-Hitze nicht immer gleich das Sakko ablegen: «Ob Ihnen warm wird oder nicht, hängt zum einen vom Stoff ab. Feinste Wolle ist perfekt für den Sommer, sie knittert wenig und kann viel Feuchtigkeit speichern, Baumwolle und Leinen tragen sich dafür angenehmer. Das Wichtigste ist aber das Innenleben des Sakkos. Schwere Einlagen und Futterstoffe behindern den Luftaustausch, deswegen werden unsere Sommeranzuge meistens mit einem Halbfutter gearbeitet oder ganz ungefüttert gelassen.»

Über kurz oder lang – Mantelmoden

Steppjacke zum Anzug? Klar, das geht. Aber nicht immer, manchmal muss es einfach Mantel sein. Aber welcher? Wir haben die Modellpalette übersichtlich gegliedert. Das erleichtert die Auswahl!

1. Regenmäntel

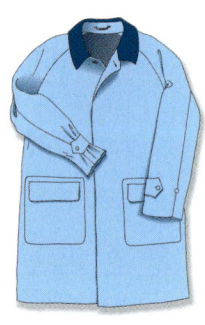

Der Name sagt es schon. Das Teil soll gegen Regen schützen. 100 Prozent wasserdicht und superleicht sind moderne Kunstfasern. Beim bewährten Baumwollgabardine à la Burberry & Co. weisen dichte Webart und Imprägnierung die Tropfen lediglich ab, bei einem kräftigen Guss ist so ein Mantel aber fix durch.

Gummierte Baumwolle stammt aus der modischen Mottenkiste, sie schützt aber genauso effektiv wie Hightech-Fasern. Die daraus geschneiderten Mäntel sind deshalb ein perfekter Regenschutz. Sie haben nur einen Nachteil: Sie riechen streng nach Latex.

Ob knöchellang oder kniekurz, die Länge wechselt mit den Moden. Wenn der Mantel aber effektiv das Wasser vom Zwirn fern halten soll, muss sich sein Saum auf Wadenniveau einpendeln.

2. Trenchcoats

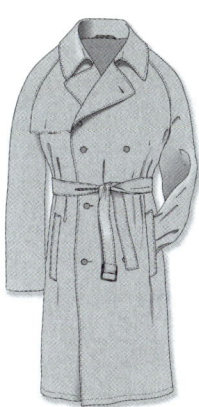

Der Casablanca-Mantel! Der Grundschnitt bleibt immer gleich, der Zeitgeist ändert nur die Proportionen. Mal kastig weit und wadenlang wie in den Achtzigern, mal kurz und super-körpernah wie in den Siebzigern.

Authentisch ist der Trenchcoat als Zweireiher mit Schulterklappen und Gürtel. Der Kenner verknotet ihn nur locker, die Schließe wird verschmäht. Die militärische Vergangenheit des Trench zeigt sich auch in seinen Farben, typisch sind nämlich Khaki, Oliv und Beigetöne.

Gegen Wind und Wetter soll der Trench uns mit Baumwollgabardine schützen. Sie tut das aber leider nur bedingt, beim Wolkenbruch muss deshalb der Schirm das Schlimmste abhalten. Der Trench bewahrt das Outfit dann immerhin noch vor seitlichem Spritzwasser und verirrten Tropfen.

3. Wollmäntel

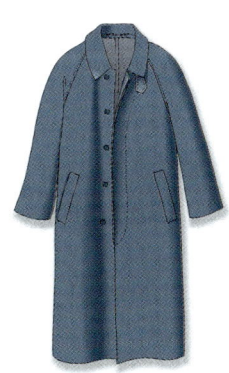

Die verschiedenen Arten von Wollmänteln sind fast so schwierig auseinander zu halten wie Vogelarten oder Gräser: Chesterfield, Crombie, British Warm, Covert Coat, Stutzer, Ulster oder Polo – wer soll sich das alles merken? Einfacher ist es, die Mäntel nach Einreiher und Zweireiher einzuteilen. Wenn Sie dem Verkäufer auch noch Farbe und Stoff beschreiben, kommen Sie sicher ans Ziel. Wie das Teil heißt, ist dann eigentlich egal.

Zum dunklen Geschäftsanzug passen am besten Ein- oder Zweireiher in dunklem Grau oder Blau. Etwas auffälliger, dafür sehr elegant, sind Kamelhaarfarben. Wollstoffe sind Standard (je nach Jahreszeit dünner oder dicker), bei Kaschmir fängt der Luxus an, Vikunja grenzt an Wahnsinn (weil es irrsinnig weich ist und der Preis einen verrückt macht!).

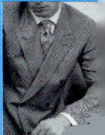

Zum England-Look gehört der Mantel aus Covert-Stoff, gern auch mit braunem Samtkragen. Und in München wie Mailand begeistern sich die schicken Alpenanrainer für Kurz- und Langmäntel aus Loden. Wer nördlich des Weißwurst-Äquators geboren ist, kann das zwar nur schwer nachvollziehen, aber mit Jeans, Raulederschuhen und Jeanshemd kommt der grüne Wollstoff tatsächlich ganz gut.

DIE TOP TEN DER BESTEN CASUAL-LOOKS

Look Nr. 1

Pullover oder Jacke: Dunkelblauer V-Ausschnitt-Pulli
Hemd: Hellblaues Buttondown
Hose: Denim
Schuhe: Beige Edel-Sneakers

Look Nr. 2

Pullover oder Jacke: Marinesakko, einreihig
Hemd: Rosa Polo
Hose: Khaki-Chino
Schuhe: Weinrote Pennyloafer

Look Nr. 3

Pullover oder Jacke: Hellgrüne Steppjacke
Hemd: Wollweiß mit rotschwarzem Gitterkaro
Hose: Weinroter Cord
Schuhe: Mittelbraune Rauledermokassins mit Trensen-Deko aus Messing

Look Nr. 4

Pullover oder Jacke: Beige Hemdjacke aus Rauleder

Hemd: Weißes Leinen

Hose: Weiße Jeans

Schuhe: Dunkelbraune Noppenloafer

Look Nr. 5

Pullover oder Jacke: Schwarze Daunenweste über grauem Kapuzenshirt

Hemd: Weißes T-Shirt

Hose: Khaki-Chino

Schuhe: Schwarze Sneakers

Look Nr. 6

Pullover oder Jacke: Wachsjacke

Hemd: Gestreiftes Rugbyshirt, zum Beispiel Rosa-Blau

Hose: Rostroter Cord

Schuhe: Chukkaboots aus nussbraunem Rauleder

Look Nr. 7

Pullover oder Jacke: Tweedsakko

Hemd: Weiß mit hellblauen Streifen

Hose: Jeans

Schuhe: Braune Brogues

Look Nr. 8

Pullover oder Jacke: Dunkelblauer Baumwollblouson

Hemd: Flaschengrünes Polo

Hose: Khaki-Chino

Schuhe: Braune Segelschuhe

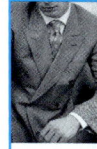

Look Nr. 9

Pullover oder Jacke: Hellgrüner Collegeblouson mit hellen Lederärmeln
Hemd: Denim-Shirt
Hose: Khaki-Chinos
Schuhe: Sandfarbene Raulederboots

Look Nr. 10

Pullover oder Jacke: US-Fliegerblouson aus braunem Leder
Hemd: Weißes Buttondown
Hose: Dunkelblaue Röhrenjeans
Schuhe: Cowboyboots aus Pythonleder

STYLE IM DETAIL: ACCESSOIRES

Die Möbel allein machen nicht die Einrichtung aus. Lampen, Bilder und Vasen müssen dazukommen, wenn die Wohnung Charakter kriegen soll. So ist es auch beim Outfit. Anzug, Hemd und Krawatte sind als Basis unheimlich wichtig. Wenn aber Gürtel, Sonnenbrille oder Aktentasche nicht stimmen, kann auch die beste Kombi nicht mehr voll überzeugen.

Gute Kleidung kostet Geld. Wenn der Kleinkram dann auch noch kräftig zu Buche schlägt, hört bei vielen Männern der Spaß auf. Vielleicht tut es ja doch das Schreibset vom Kaffeeröster, billiger als der Markenfüller mit Goldfeder ist es allemal. Sorry, aber wer so denkt, kann sich auch gleich die schönen Klamotten sparen. Denn Top-Qualität mit Ramsch gemixt kommt peinlicher als konsequenter Billig-Look.

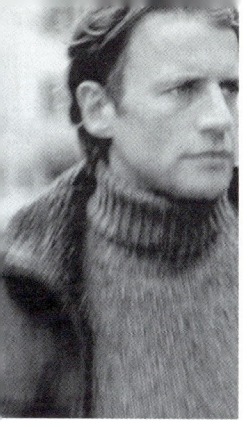

Neben den ganz normalen Geizhälsen gibt es auch noch die Oberschlauen, die ihr Budget durch Fälschungen der Markenpiraten entlasten. Seit Ihrem Geburtstag letzte Woche laufen Sie stolz mit einem Schweizer Chronometer im Büro herum. Geschenk von Schatzi! Der Kollege natürlich gelb vor Neid. Drei Wochen später muss er zum Sales Meeting nach New York. Am ersten Tag nach der Rückkehr fallen Ihnen fast die Augen raus: Der Kerl trägt eine Pilotenuhr in Bicolor, Kostenpunkt mindestens 10 Mille. Irrtum! Das Ding ist ein Blender vom Times Square, mehr als ein Paar lumpige Dollars hat es nicht gekostet. Wenn die Nummer nicht wirklich nur als Gag gemeint war, ist so was oberpeinlich. Genau wie das Gucci-Imitat oder die Louis-Vuitton-Raubkopie. Dann lieber die alte Ledermappe aus Schulzeiten, die hat wenigstens ehrlich erworbene Patina.

Die positive Nachricht: Qualität überdauert die meisten Modetrends. Kann zwar sein, dass der Sonnenbrillenklassiker mal eine Saison lang nicht ganz so hip ist, richtig out ist er aber nie. Das Gleiche gilt für Gürtel, Portemonnaie oder Manschettenknöpfe. Einmal gut, immer gut. Das heißt nicht, dass Sie jetzt ihr Arsenal an Accessoires komplett austauschen sollen. Nehmen Sie sich besser Zeit. Je mehr, desto geringer die Gefahr von Fehlkäufen. Lieber jedes Jahr ein gutes Teil als gleich drei – von denen dann zwei im Schrank vergammeln, weil Sie überstürzt zugeschlagen haben. Bis alles komplett ist, dauert es dann zwar länger, aber nur ein bisschen. Denn Mann braucht nicht viele Accessoires – ein Grund mehr, an ihnen nicht zu sparen.

Peinlich, peinlich! Die Liste der schlimmsten Mängel bei den Accessoires

Alles richtig gemacht und doch nicht perfekt. Woran liegt's? Meist am Detail. Die peinliche Krawattenklammer, das rund gesessene Portemonnaie in der Gesäßtasche, der Blender am Handgelenk. Wir sagen, wo es hapert, und nennen die besten Gegenmaßnahmen:

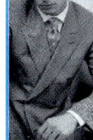

1. Brille

Wie alt ist Ihr Nasenfahrrad eigentlich? Es muss nicht gleich ein hippes Designermodell sein, nur hat sich seit den Achtzigern auch in der Brillenmode ein bisschen was getan.

Gegenmaßnahme: Alle zwei Jahre zum Brillen-TÜV. Nicht nur wegen der Sehschärfe. Denn ein neues Gestell kann für Ihr Outfit Wunder wirken.

2. Sonnenbrille

Sie sparen gern? Bitte nicht am falschen Ende. Denn die Billigsonnenbrille schont zwar Ihr Konto, schadet aber dafür Ihren Augen. Vom Design des Low-Budget-Produkts mal ganz abgesehen.

Gegenmaßnahme: Sonnenbrillen immer im Fachgeschäft kaufen. Denn nur der Optiker weiß, ob die Gläser was taugen. Gute Qualität bekommen Sie im Fachhandel übrigens schon für relativ wenig Geld, happig sind die Preise nur bei Designersonnenbrillen. Was den Umgang mit dem Augenschutz angeht:

Hantieren Sie bitte nicht dauernd mit so einem dämlichen Etui herum. Schieben Sie die Brille einfach hoch ins Haar, wenn die Sonne hinter einer Wolke verschwindet. Ganz peinlich: Sonnenbrille in stockdusteren Innenräumen oder nach Sonnenuntergang.

3. Krawattenklammer

Wozu brauchen Sie die überhaupt? Die Welt geht nicht unter, wenn der Binder mal ein bisschen schräg hängt.

Gegenmaßnahme: Überlegen, ob die Krawattenklammer sein muss. Wenn ja, das Design überprüfen. Die mit der New-York-Skyline ist zum Beispiel mega-out (trotz 11. September).

Motive mit Bezug zum Job können ganz witzig sein, die silberne Wurst am Schlips des Fleischvertreters wäre dagegen ein bisschen zu viel des Guten. Bei der Handhabung bitte immer dran denken, dass die Klammer ein Hilfsmittel ist und

kein Schmuckstück. Sie wird nicht kurz unterm Krawattenknoten festgeklemmt, sondern in Bauchhöhe. Dann sitzt der
Binder unverrückbar in der Senkrechten und die Klammer
bleibt unterm zugeknöpften Sakko unsichtbar.

4. Schreibgerät

Nicht jeder schreibt gern mit Füller. Der Gratiskuli ist aber
nicht die einzig mögliche Alternative. Denn es gibt Kugelschreiber, Rollerballs und Filzer durchaus auch in der Edelver-
sion. Sie verlieren immer Ihr Schreibgerät? Dann sollten Sie in
Zukunft besser aufpassen. Denn im Konferenzraum mit den
edlen Designermöbeln ist der Kugelschreiber vom Baumarkt
definitiv fehl am Platze. Sie setzen Ihrem Date nach der ersten
Nacht ja auch nicht die eingeschweißte Marmelade vor, die Sie
immer im Hotel mitgehen lassen. Oder etwa doch?

Gegenmaßnahme: Kaufen Sie sich einen vernünftigen Schreiber. Sie können ihn schließlich bei den Werbungs-
kosten geltend machen. Zu geizig? Dann lassen Sie sich so was
von der Schwiegermutter schenken.

5. Manschettenknöpfe

Brauchen Sie nur, wenn Sie Hemden mit Doppelmanschetten
tragen. Tun Sie? Bravo, das gibt Stilpunkte. Die werden aber
gleich wieder gestrichen, wenn die Schmuckstücke nichts
taugen.

Gegenmaßnahme: Es muss nicht gleich 750er-Gold
sein. Geschmack können Sie auch mit Modeschmuck beweisen. Vor allem mit Modellen, die auf beiden Seiten der Manschette glänzen. Die Teile, bei denen innen nur die Halterung
zu sehen ist, sind im wahrsten Sinne des Wortes nur halb so
schön. Die günstige Alternative zu Edelmetall sind die kleinen,
farbigen Stoffknötchen.

6. Uhr

Wer im Job viel mit Geschäftsleuten aus Italien zu tun hat,
weiß: Die edle Uhr ist südlich der Alpen ein Muss. In

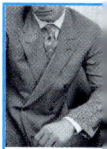

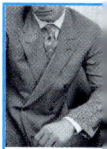

Deutschland wird der Zeitmesser dagegen oft als Gebrauchs-gegenstand gesehen und möglichst billig gekauft. Da sparen viele leider mal wieder am falschen Ende. Denn wie Gürtel und Schuh ist auch die Uhr ein Accessoire, das wir in Job und Freizeit tragen. Wenn Ihnen der Anzug für die paar Bürostun-den schon einen Tausender wert ist, sollte die Uhr erst recht vom Feinsten sein. Denn die schlägt ihnen selbst beim Strandurlaub noch treu die Stunde, während der edle Zwirn zwei Wochen nutzlos im Schrank rumhängt.

Gegenmaßnahme: Erst mal die Einstellung zum Preis des Vergnügens überdenken. Wenn Sie sich heute eine Uhr für 2 500 Euro gönnen und die nächsten zwanzig Jahre Tag für Tag tragen, dann kostet Sie das gute Stück schlappe 0,0 142 694 Euro pro Stunde. Sie sind nicht flüssig? Lösung eins: bei den Schwiegereltern durchblicken lassen, dass Sie sich einen schicken Chronometer zum Geburtstag wünschen (mit genauer Modellangabe, sonst kaufen die garantiert den falschen). Lösung zwei: Kleinkredit. Lösung drei: die Ge-brauchtuhr mit Garantie vom seriösen Juwelier, das spart locker 50 Prozent vom Neupreis. Wenn das alles nicht geht, tragen Sie grundsätzlich nur Gratis-Quarzuhren, die sie als Werbegeschenk abgestaubt haben. So was geht auch bei Uhrenfreaks als Spleen durch.

7. Schmuck

Wenn Sie privat gern fette Halsketten, dicke Ringe oder niedli-che Ohrstecker tragen, ist das Ihre Sache. Solange es Ihrer Freundin gefällt, wieso nicht. Im Büro ist das was anderes. Da können Sie schnell den gesamten Stil-Kredit verspielen, wenn Sie mit Gliederarmband, Brilli im Ohr und einem riesigen Edelstein am kleinen Finger antanzen.

Gegenmaßnahme: Schmuck sollte sich zum Business-Outfit auf ein Minimum beschränken. Im Mittel-punkt steht die Uhr, da können Sie ruhig richtig klotzen. Armbänder lassen Sie besser weg, selbst sehr dezente Teile erregen in unseren Breiten höchstes Befremden (anders als im

Süden Europas). Auch mit Ringen muss Mann sich vorsehen, einer pro Hand soll genügen. Ausnahme sind übereinander gesteckte Ringe, wenn sie sich am Finger nicht zu sehr auftürmen. Noch ein Tipp für Hochstapler: Wenn Sie einen auf Aristo machen wollen, dann müssen Sie den Trauring links am kleinen Finger tragen und darüber einen Wappenring.

8. Gürtel

Hier wird viel falsch gemacht: falsche Farbe, schlechte Qualität, zu eng geschnallt.

Gegenmaßnahme: Gürtel und Schuhe farblich aufeinander abstimmen: brauner Gürtel zu braunen Schuhen, schwarzer Gürtel zu schwarzen Schuhen. Zudem sollte der Riemen bei den Schuhen qualitativ mithalten können – also niemals Kunstleder! Und bitte zurren Sie ihn nicht so eng zu, dass der Hosenbund in tausend Falten gerafft wird. Noch ein Tipp aus der optischen Trickkiste: Wählen Sie die Gürtellänge so, dass sein Ende nach dem Zuschnallen 10 bis 15 cm aus der Schließe ragt. Warum? Unterbewusst denkt jeder, dass Sie Ihren Gürtel mächtig eng schnallen müssen, weil Sie so schlank sind. Pfeift der Riemen dagegen auf dem letzten Loch, suggeriert das kaum zu bändigende Bauchfülle.

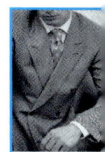

9. Portemonnaie

Jeder zückt es ungern, trotzdem lässt es sich nicht verhindern. Das ständige Befingern hinterlässt natürlich leider seine Spuren auf dem Leder. Die chronische Überladung mit Münzen, Quittungen, Plastikkarten tut dem Portemonnaie auch nicht gerade gut. Wenn Sie dann auch noch ständig mit Ihren 90 Kilo auf der Geldtasche sitzen, gibt ihr das den Rest. Kein Wunder, dass die meisten Exemplare arg verbogen und zerfleddert sind. Das Portemonnaie ein schönes Accessoire, an dem Sie lange Freude haben? Dieser Gedanke kommt angesichts der mit Isoband geflickten Scheintaschen kaum auf.

Gegenmaßnahme: Tragen Sie das Portemonnaie in der Brusttasche. So bleibt es gerade, statt die Kontur Ihres

Hinterteils anzunehmen. Außerdem verschwindet dann endlich der unkleidsame Wulst auf der rechten Pobacke. Misten
Sie das Scheinfach regelmäßig aus, denn die Tankquittung
von 1998 und den abgelaufenen Mitgliedsausweis vom
Videocenter brauchen Sie garantiert nie wieder im Leben.
Münzen führen Sie am besten lose in der Hosen- oder Sakko-
tasche mit sich, dann platzt das Münzfach nicht durch das
viele Hartgeld auf. Sie werden sich wundern, wie all das die
Lebensdauer Ihres Portemonnaies verlängert. Und Sie werden
plötzlich Lust kriegen, mal in ein piekfeines Exemplar zu investieren.

10. Aktentasche

Wir kennen das ja. Da klappt so ein Wichtigtuer sein Köffer-
chen auf, und was kommt zum Vorschein? Zeitung, Banane
und ein paar Filzstifte, die er aus dem Büromittellager geklaut
hat. Dafür müsste er wirklich keine Tasche durch die Gegend
tragen. Wer wirklich was zu transportieren hat, sollte die
Mappe passend zum übrigen Outfit wählen – auch was die
Preislage angeht. Der schwarze Kaufhaus-Aktenkoffer für
34,90 Euro (am schlimmsten mit aufgeklebten Initialen) tut es
definitiv nicht.

   Gegenmaßnahme: Überlegen Sie in aller Ruhe, was
Sie brauchen. Wie groß, wie schwer, welcher Stil? Geht es zu
Fuß ins Büro oder mit dem Drahtesel? Arbeiten Sie im
Innendienst oder machen Sie Vertrieb? Sitzen Sie häufiger am
Schreibtisch oder im Flieger? Wenn das geklärt ist, checken
Sie Ihren Schuhschrank. Tragen Sie braune oder schwarze
Schuhe, wenn Sie die Tasche dabeihaben? Hellbraunes
Juchtenleder zu schwarzem Brogues, das tut dem Auge weh.
Nun sehen Sie sich Ihre Gürtel an: Sind die Schließen aus
Messing oder Silber? Darauf können Sie die Beschläge des
neuen Köfferchens abstimmen.

   Wenn alles gut durchdacht ist, gehen Sie in das beste
Fachgeschäft (oder eine Boutique für exklusive Lederwaren)
und suchen sich Ihre Traumtasche aus. Die Zahl auf dem

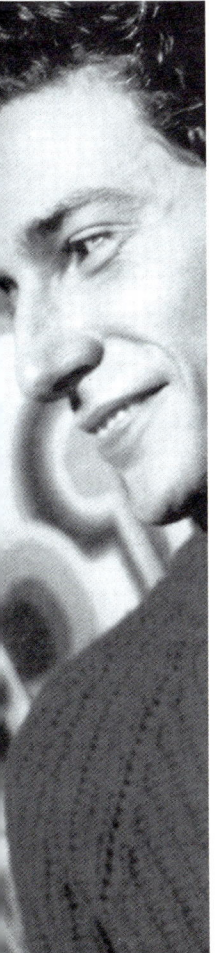

Preisschild haut Sie wahrscheinlich um. Also raus aus dem Laden und eine Nacht darüber schlafen (das verhindert spontane Fehlkäufe). Wenn Sie das Teil am nächsten Morgen immer noch haben wollen, schlagen Sie ohne Zögern zu. Schließlich verbringen Sie mit der Aktentasche mehr Zeit als in Ihrem Auto. Und da lassen Sie sich ja auch nicht lumpen.

11. Schirm

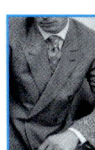

Würden Sie Ihren Gästen den edlen Tropfen in einem alten Senfglas servieren? Wohl kaum. Das holde Haar der Liebsten beim Spurt zwischen Auto und Restaurant mit einem profanen Werbegeschenk vorm Regen zu schützen scheint dagegen nicht tabu zu sein. Dabei ist der Billigschirm aus chinesischer Massenproduktion genauso stillos wie Bardolino aus Pressglas. Nicht nur wegen der peinlichen Werbeaufdrucke («Verstopfung? Hier hilft Analofix»), die Teile sind auch ökologisch eine Katastrophe. Denn die Nylon-Bespannung der Ramsch-Regendächer wird mit den übelsten Chemikalien imprägniert.

Gegenmaßnahme: Raus mit dem Sammelsurium kunterbunter Werbeträger und rein ins Fachgeschäft. Da oder beim guten Herrenausstatter kaufen Sie am besten gleich zwei Exemplare. Einen Stockschirm (schwarz oder dunkel gemustert) und ein zusammenlegbares Modell für die Aktentasche. Diese Investition wird Sie schnell bei den Kolleginnen beliebt machen. Denn mit einem Mann, der bei Regen ein schützendes Dach bieten kann, gehen Frauen viel lieber mittags einen Kaffee trinken. Und nichts ist romantischer als ein Spaziergang im Regen mit der Süßen im Park, eng unter einem Schirm zusammengekuschelt.

Frage: *Ich trage zu Sakko und Krawatte gern Jeans. Meine Freundin meint, das wäre spießig.*

Antwort: Sie sollten auf die Dame hören, denn sie hat Recht. Die Lösung ist ganz einfach: Ersetzen Sie die Jeans durch eine Chino oder lassen Sie zur Jeans den Binder weg.

Frage: *Ich finde seidene Einstecktücher schön. Passen sie auch zum Freizeitlook?*

Antwort: Einstecktücher passen immer, wenn Sie Sakko tragen. Also auch zu blauem Blazer, Poloshirt und Jeans. Gerade wenn der Anlass genau zwischen «unbedingt Krawatte» oder «vielleicht Krawatte» schwankt, ist ein bisschen Seide in der Brusttasche oft die goldene Mitte.

Frage: *Meine Uhr hat ein braunes Lederarmband. Passt das zu schwarzen Schuhen?*

Antwort: Nicht wirklich. Wie der Gürtel sollte auch das Uhrenarmband zum Schuh passen. Also muss eine Zweituhr mit schwarzem Lederband her. Oder Sie tauschen das Braune gegen eins in Gelb, Blau, Rot oder Grün. Diese Farben passen zu jedem Treter. Ganz Schlaue tragen Uhren mit Gliederarmband aus Stahl oder Edelmetall, das sieht zu allem gut aus und nutzt sich auch nicht ab.

Frage: *Wie trage ich am stilvollsten mein Handy mit mir rum?*

Antwort: Kommt auf die Größe des Teils an. Miniformate stecken Sie einfach in die Hosentasche. Mediumgrößen tragen im Anzug zu sehr auf, sie sind in der Aktentasche besser aufgehoben.

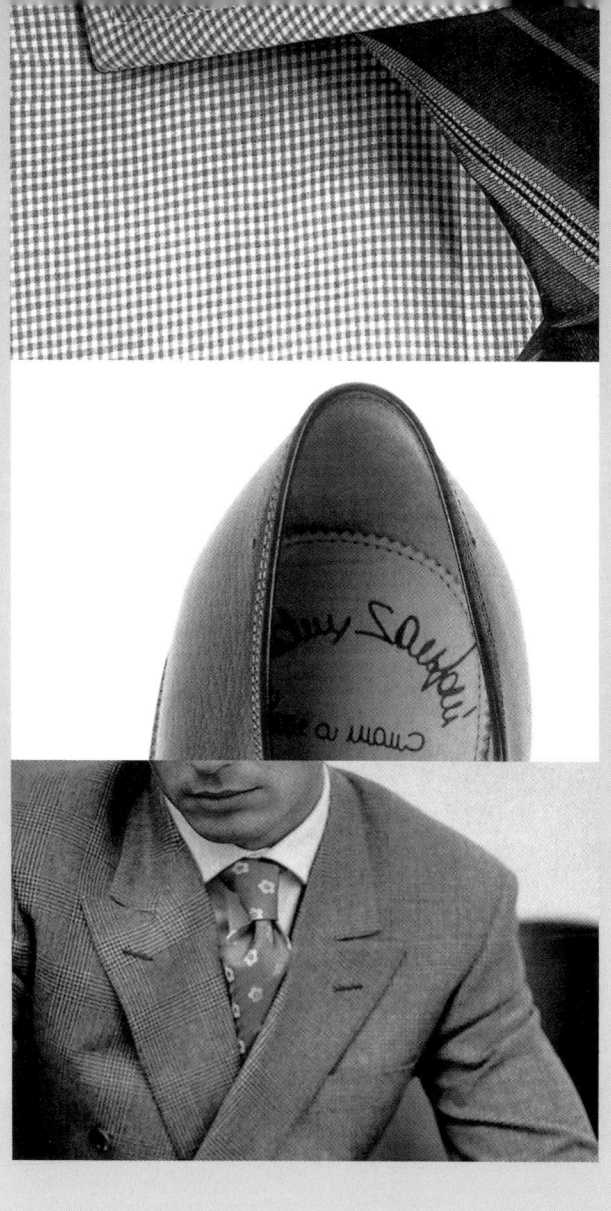

Egal was Sie über Stil wissen oder noch lernen werden. Irgendwann stimmt es nicht mehr. Mode muss sich verändern, sonst wird sie welk und staubig. Das gilt besonders für die so genannte Klassik. Bestes Beispiel ist der Duke of Windsor. Heute ist er bei den Leuten Kult, die ihm in den Zwanzigern und Dreißigern noch einen Vogel gezeigt hätten. Braune Wildlederschuhe zum dunkelblauen Anzug? Ringelsocken, Karohose und schwarzweiße Loafer? Flaschengrüner Samtsmoking? Das fand die englische Society «shocking». Und zu Beginn des 3. Jahrtausends sagt jeder: Der Mann hatte Stil. Regeln sind wichtig, wenn sie Sicherheit geben und Inspirationen liefern. Selbstzweck sind sie nicht. Vor allem dürfen sie nicht die Kreativität töten. Sonst würden wir heute noch wie unsere Urgroßväter rumlaufen. Also wieso nicht hellblaue Schlangenleder-Sneaker zum dunklen Nadelstreifen?

Aber Vorsicht: Gute Klamotten können süchtig machen. Im schlimmsten Fall müssen Sie die Dosis ständig steigern. Beim ersten Paar Rahmengenähter trösten Sie damit Ihr Gewissen, dass Sie die teuren Treter noch in zehn Jahren tragen werden. Klar, das geht bei entsprechender Pflege. Nur leider werden Sie schon nach zwei Jahren merken, dass ein anderer Hersteller den besseren Leisten bietet. Oder handpoliertes Leder. Oder einen eleganteren Absatz. Zehn Jahre lang die gleichen Schuhe? Unwahrscheinlich. Genauso beim Hemd. Erst kaufen Sie sich eins für 100 Euro und denken, Sie haben den Gipfel der Qualität erklommen. Dann zeigt Ihnen Ihr Ausstatter beim nächsten Mal seine neueste Entdeckung aus Italien: handgenähte Knopflöcher, noch besseres Perlmutt und ein Stoff zum Träumen. Also legen Sie dieses Mal 180 Euro hin. Und irgendwann muss es dann das Maßhemd sein. Und was kommt danach? Keine Sorge, Ihnen wird schon was einfallen. Mode ist nie langweilig.

Fotos: Ruprecht Stempel

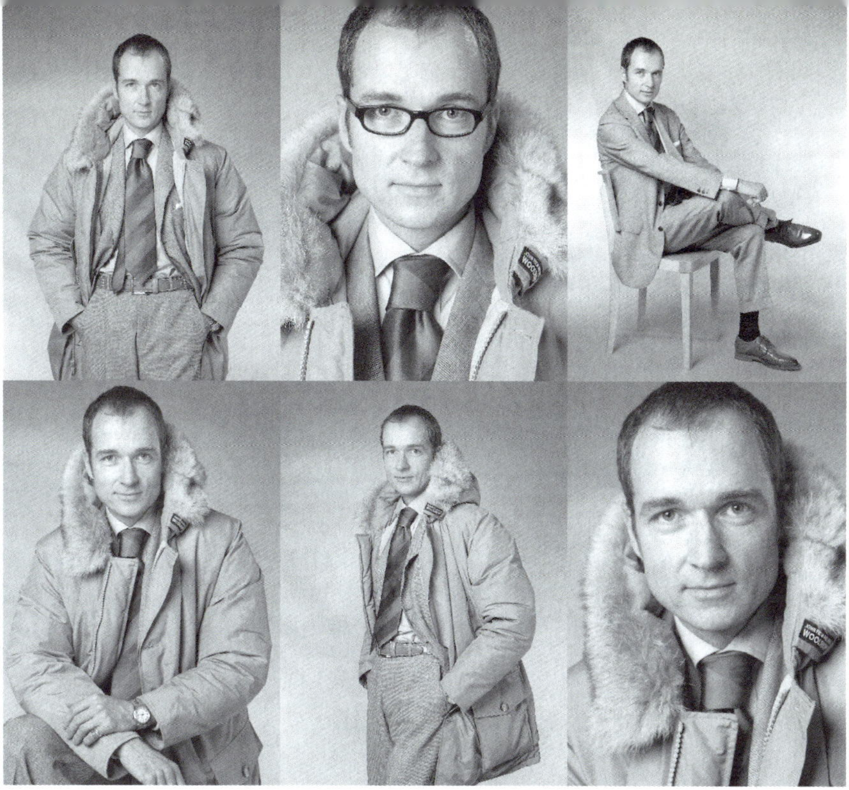

Der Autor

Der Buchautor und Journalist Bernhard Roetzel hat Design studiert und war Werbetexter, bevor er die Mode zum Beruf gemacht hat. Seine Ideen und Geschichten sammelt er bei Recherchen an den internationalen Modeschauplätzen und in Gesprächen mit Machern, Insidern und anderen «Modebesessenen» aus aller Welt. Sein erstes Buch «Der Gentleman» wurde seit 1999 schon in über ein Dutzend Sprachen übersetzt. Er schreibt regelmäßig für Magazine und Fachzeitschriften, die Leser von Men's Health und Men's Health Best Fashion kennen ihn durch seine Kolumne «Roetzels Style-Blüten» und zahlreiche Artikel. Bernhard Roetzel lebt auf dem Lande in der Nähe von Köln.

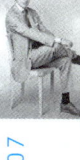

rororo **Men's Health**

Men's Health: *Muskelpillen*
– Die besten Fitmacher:
Alle Präparate im Test
von Katharina Butz/Detlef
Icheln
(rororo 61178)

Men's Health: *Penis pur.*
Was Männer wissen wollen
von Katharina Butz/Detlef
Icheln
(rororo 60691)

Men's Health: *Bodyguide Mann.*
Fakten, Vorurteile und Funktionen
von Thomas Lazar
(rororo 61113)

Men's Health: *Der Survival-Guide:*
Was echte Männer können müssen
von Wolfgang Melcher
(rororo 60860)

Men's Health: *Know-how für Helden.*
Wie Mann alle Katastrophen meistert
von Wolfgang Melcher
(rororo 61123)

Men's Health:*So macht Mann*
brave Mädchen wild.
Der ultimative Erotik-Guide
von Astrid-Christina Richtsfeld
(rororo 60680)

Men's Health: *Bei der nächsten*
Frau wird alles anders. Was Männer
sich sparen können
von Astrid-Christina Richtsfeld
(rororo 61116)

Men's Health: *Das Schnarchbuch.*
Legenden, Auslöser, Gegenmittel
von Peter Spork
(rororo 61155)

Men's Health: *Bodyconcept Bauch.*
Der ultimative Kraft-, Ausdauer-
und Ernährungsguide
von Thorsten Tschirner/
Christine Wolters
(rororo 61140)

Men's Health: *Du siehst gut aus!*
Der Pflege-Guide für Männer
von Astrid Wronsky
(rororo 60848)

Men's Health: *Das Muskel-Manual.*
Der ultimative Trainings-Guide
von Thorsten Tschirner
(rororo 61322)

Men's Health: *Power-Workout*
für Body & Soul
von Robert S. Polster
(rororo 61027)